Beck'sche Reihe
BsR 1077

Etwa 1 % der Bevölkerung erkranken im Laufe ihres Lebens an Schizophrenie. Trotzdem ist das Wissen über diese Erkrankung im allgemeinen gering – nicht selten zum Schaden der Betroffenen. Brigitta Bondy gibt einen knappen Überblick über alles, was man heute von der Schizophrenie weiß. – Ein aufklärendes Buch über eine Krankheit, die nicht selten mythisiert wird.

Brigitta Bondy, Dr. med., habilitierte sich 1991 für Experimentelle Psychiatrie. Sie ist Leiterin einer Forschungsgruppe für zelluläre Marker an der Psychiatrischen Klinik der Ludwig-Maximilians-Universität München. Ihre Forschungsgebiete: Ursachen der Schizophrenie, Depression, Alzheimersche Krankheit.

BRIGITTA BONDY

Was ist Schizophrenie?

Ursachen, Verlauf, Behandlung

VERLAG C.H.BECK MÜNCHEN

Die Deutsche Bibliothek – CIP-Einheitsaufnahme

Bondy, Brigitta:
Was ist Schizophrenie? : Ursachen, Verlauf, Behandlung /
Brigitta Bondy. – Orig.-Ausg. – München : Beck, 1994
(Beck'sche Reihe ; 1077)
ISBN 3 406 37467 0
NE: GT

Originalausgabe
ISBN 3 406 37467 0

Umschlagentwurf: Uwe Göbel, München
Umschlagabbildung: Zeichnung von Günter Neupel, München

Satz und Druck: Appl, Wemding
Gedruckt auf säurefreiem,
aus chlorfrei gebleichtem Zellstoff hergestelltem Papier
Printed in Germany

Inhalt

Einleitung

„Das ist ja schizophren" wird nur allzu häufig gesagt und soll unser Erstaunen oder unsere Mißbilligung über ein Verhalten äußern, welches wir als absurd, nicht nachvollziehbar oder oft auch nur als nicht „normgerecht" ansehen. In jedem Fall kommt dem Adjektiv „schizophren" eine abwertende, diffamierende Bedeutung zu. Das Wort selbst ist bereits anrüchig, es legt Vorstellungen von „Verrücktheit" und Nervenheilanstalten, aber auch von Verbrechen und Gewalttaten nahe.

Schizophrenie berührt die Existenz des Menschen. Sie ist die am wenigsten einfühlbare, am wenigsten verstandene, aber auch am wenigsten tolerierte Erkrankung des Menschen, obwohl sie nicht seltener vorkommt als viele andere Krankheiten, die unser Mitleid hervorrufen. Für Patienten und Angehörige bedeutet die Diagnose „Schizophrenie" eine große Belastung und Stigmatisierung. Die Patienten gelten als unintelligent, unkritisch und undifferenziert. Durch die Verweigerung der gesellschaftlichen Solidarität mit psychisch Kranken sind die sozialen Folgen für viele von ihnen vorgezeichnet: Verlust der sozialen Kontakte und beruflicher Abstieg. So werden die Leben vieler Betroffenen zu Chroniken bedrückender Erfahrungen, verpaßter Gelegenheiten und unerfüllter Erwartungen.

Nur wenig ist in der Bevölkerung über das Wesen dieser Krankheit bekannt, über die sich während Monaten oder Jahren langsam einschleichenden Veränderungen, über die Einbußen im täglichen Leben, aber auch über die Möglichkeiten das Leben zu gestalten, die vielen dieser Kranken immer noch bleiben. Schizophrenie ist mehr als Verfolgungswahn, mehr als „verrückte" Dinge zu sagen oder zu tun.

Nur wenig ist aber auch bekannt, daß sich die Schizophrenie lange in Grenzbereichen zur „Normalität" bewegen kann. Einzelne Symptome der Schizophrenie treten bei organischen Erkrankungen oder auch bei Gesunden auf, ohne daß man sie deshalb als schizophren bezeichnen würde. Die Grenze zwischen leichten und schweren Störungen, zwischen dem, was im allgemeinen noch als „normal" oder bereits als „verrückt" verstanden wird, ist nicht leicht zu ziehen. Auch Nicht-Schizophrene neigen zu unbeherrschten Reaktionen, werden aggressiv oder zeigen weniger Verantwortungsgefühl, als erwartet wird. Der von allen Menschen noch als „normal" angesehene Nervenzusammenbruch, eine allgemeine nervöse Erschöpfung oder Versagensreaktion auf Überbeanspruchung, kann in den Symptomen denen der Schizophrenie sehr ähnlich sein.

Das falsche, verzerrte Bild wird von den Massenmedien häufig noch verstärkt. Berichte über Greueltaten von Patienten, über jahrelange ungerechtfertigte Zwangshospitalisierung, aber auch über das Niederwerfen oder Ruhigstellen psychisch Kranker mit der „chemischen Keule" führen zu noch mehr Unsicherheit in der Bevölkerung und dem Wunsch nach Abgrenzung gegen psychisch Kranke. So kommt es, daß einerseits die Auflösung der Nervenkrankenhäuser verlangt und andererseits die Forderung nach chronischer Unterbringung laut wird, nämlich immer dann, wenn die öffentliche Sicherheit gefährdet scheint.

Aber auch die kritiklose Anwendung der Begriffe in der Alltagssprache, in Witzen und Anekdoten sowie in der normalen Unterhaltung festigen das negative Bild psychisch Kranker weiter. Redensarten wie „es geht ja zu wie im Irrenhaus" oder „sie soffen wie die Geisteskranken" werden kaum zum Abbau von Vorurteilen beitragen, sondern treiben sowohl die Patienten als auch deren Angehörige noch mehr in die Isolation.

Wenn es der Medizin auch gelungen zu sein scheint, in vielen Fällen die Schwere des Verlaufs der Schizophrenie abzumildern, das weitere Fortschreiten aufzuhalten, sind wir doch weit davon entfernt, sichere Behandlungsmöglichkeiten anbieten, geschweige denn die Krankheit heilen zu können. Der Versuch, die Krankheit zu verstehen und die Schizophrenen aus der Gesellschaft nicht auszuschließen, sondern sie nach ihren Möglichkeiten zu integrieren, ist die wichtigste Hilfe, die diese Kranken erfahren können.

Sabine

Sabine R., 29 Jahre alt, betrat an einem Tag im August eine Nervenklinik. Zu diesem Schritt kam es nicht ganz aus freien Stücken, vielmehr wurde sie von ihrem Arbeitgeber eindringlich dazu aufgefordert, sich in psychiatrische Behandlung zu begeben. Falls sie sich weigern würde, hätte dies schwerwiegende Folgen. Also fügte sie sich, denn sie sah darin die logische Konsequenz all der Vorgänge der letzten fünf Jahre.

Zu ihrer Vorgeschichte berichtete sie mir, daß ihr Leben nach einigen immer wieder fehlgeschlagenen Versuchen mit 23 Jahren eine erfreuliche Wendung genommen habe. Sie hatte die Abendrealschule mit der mittleren Reife abgeschlossen, nun konnte sie sich endlich von den Eltern und aus einer mit vielen Streitigkeiten belasteten häuslichen Atmosphäre lösen. Der Umzug in die Großstadt, die Arbeit in einem großen Betrieb, der Kontakt mit vielen Kollegen waren der ideale Beginn ihres neuen Lebens.

Anfangs schienen sich ihre Erwartungen zu erfüllen, sie hatte Erfolg und war beliebt. Schon bald nach der Einstellung verliebte sie sich in ihren Vorgesetzten, der sich, obwohl er verheiratet war, einer Affäre nicht abgeneigt zeigte. Gelegentliche Gewissensbisse ließen sich rasch unterdrücken. Verträumt tanzte sie durch die Welt und kam sich vor wie in Trance.

Eines Tages begann sie in Kaufhäusern alles zu stehlen, was sie in der Handtasche mitnehmen konnte. Es war wie ein Zwang, dem sie folgen mußte. Lange Zeit konnte sie sich nicht erklären, warum sie es immer wieder tun mußte. Obwohl sie keinem der Kollegen über diese Vorfälle berichtet hatte, hatte sie bald den Eindruck, daß jeder darüber informiert schien.

Anfangs kam es nur zu versteckten Anspielungen, Gespräche verstummten, sobald sie auftauchte. Doch schon bald verhöhnte man sie offen, lachte sie aus. Immer häufiger wurden nun Szenen arrangiert, in denen sie sich bewähren mußte. Doch sie konnte nicht mehr frei handeln, sie fühlte sich von ihrem Geliebten gezogen und gelenkt wie eine Marionette. Da er sie immer wieder zu den falschen Handlungsweisen zwang, konnte sie auch die ihr gestellten Prüfungen nicht bestehen und machte so immer mehr Fehler. Nun wurde ihr klar, daß auch die Diebstähle nicht ihre eigene Handlung gewesen waren, sondern daß damit schon ihr Geliebter seine Macht auf sie ausübte. Es war ihm offensichtlich gelungen, eine ganze Organisation aufzubauen, die nichts anderes zum Ziel hatte, als sie zu vernichten.

Anfangs konnte sie wenigstens zu Hause all den Nachstellungen und Beeinflussungen entkommen. Doch bald fühlte sie sich von den täglichen Ereignissen und Nachstellungen so ausgelaugt, daß sie alle Kontakte zu den Freunden abbrach und ihre Abende nur noch mit Fernsehen verbrachte. Eines Tages bemerkte sie, daß auch die Menschen im Rundfunk über sie Bescheid wußten. Die Sprecher der Nachrichtensendungen gaben ihr durch Gesten, verschlüsselte Botschaften und auch offene Andeutungen zu verstehen, daß man sie und ihre Schuld sehr genau kannte. Auch Schauspieler und Autoren schienen informiert zu sein, denn ganze Fernsehstücke wurden über sie inszeniert, ohne sie jemals direkt beim Namen zu nennen. Aber sie verstand die Botschaft.

Viel schwerer war jedoch, daß sie ihre eigenen Gedanken verloren hatte. Zwar waren ihr die Passanten unbekannt, die an ihr vorübereilten, doch jeder schien das, was er gerade dachte, in ihr Gehirn zu verpflanzen. Nichts paßte mehr zusammen, wie wild jagten fremde Gedanken durch ihren Kopf. Sie versuchte, das zu verhindern, indem sie sich auf Alltägliches konzentrierte, doch dann verlor sie völlig den Faden und fühlte nur noch Leere im Kopf.

Auch in der eigenen Wohnung wurden die Beeinflussungen immer bedrohlicher. Gegenstände veränderten sich unter ihren Blicken: Möbel verformten sich, Bilder zerflossen zu einer breiigen Masse, Gesichter wurden zu Fratzen, achtlos hingeworfene Wäschestücke wirkten plötzlich wie prall gefüllt mit Körperteilen. Auch ihr eigener Körper veränderte sich, sie konnte es fühlen. Immer mehr hatte sie das Gefühl, neben sich zu stehen und sich selbst zu beobachten. Sie kannte sich nicht mehr und wußte nicht mehr, wer sie war.

Als sie ein eigenartiges Brennen auf der Zunge spürte, war das für sie das sichere Zeichen, daß man ihr Drogen gab, um den Prozeß der Vernichtung zu beschleunigen. Da sie sich so ausgeliefert fühlte, raffte sie noch einmal alle Energie zusammen. Sie wollte durch „aktives Handeln“ aus diesem Teufelskreis ausbrechen. In einem Zustand äußerster Erregung zertrümmerte sie die Möbel, zerschlug das Geschirr an der Wand und zerrte das große Bett vom 4. Stock alleine durch das Treppenhaus. Dann zerschnitt sie ihre Kleider und verbrannte den Pelzmantel in der Badewanne.

Sie war sicher, damit endlich ein Zeichen ihres eigenen Willens gesetzt zu haben, und schlief so gut wie schon lange nicht mehr. Doch am nächsten Tag im Betrieb ging das Kesseltreiben unverändert weiter. Nun sah sie keinen Ausweg mehr und wollte nur noch ein Ende setzen. Sie zündete ihr Kleid am Körper an, löschte den Brand jedoch sofort wieder, denn sie hatte eine bessere Idee. Sie rief ihren ehemaligen Geliebten und Vorgesetzten an und drohte, ihn zu erschießen, damit er sie endlich in Ruhe lasse. Aufgrund dieses Vorfalles wurde ihr dringend nahegelegt, sich behandeln zu lassen.

Ablauf des psychiatrischen Gesprächs, die Exploration

Sabine R. kommt ohne Begleitung in die Klinik. Trotz der großen Hitze trägt sie einen weißen, dicken Webpelzmantel, in den sie sich fest einhüllt, an den sie sich geradezu klammert. Die Haare hängen strähnig und zersaust in das Gesicht, das sie hinter einer übergroßen Sonnenbrille versteckt. Trotz der offensichtlichen Zeichen der Vernachlässigung sind noch Reste einer einst gepflegten äußeren Erscheinung zu erkennen.

Sie wartet erst gar nicht meine Aufforderung ab zu berichten, was der Grund ihrer Einweisung in die Klinik sei. Sie eröffnet selbst das Gespräch damit, daß man das seit langem verfolgte

Ziel nun erreicht und sie in eine Nervenklinik befördert habe. Sie müsse sich wohl oder übel für „verrückt" erklären lassen. Aber es sei nicht nötig, ihre Geschichte zu erzählen, denn schon beim Betreten der Klinik sei ihr klar geworden, daß man auch hier über sie Bescheid wisse und mit jenem Mann „unter einer Decke stecke", der sie vernichten wolle.

Ihr Redefluß ist kaum zu bremsen. Sie steht unter großer Spannung, ringt mit den Händen, ihre Augen leuchten vor innerer Erregung, geradezu beschwörend spricht sie auf mich ein und berichtet von dem Leid der vergangenen fünf Jahre. Immer wieder kommt es zu heftigen Gefühlsausbrüchen, teils spricht sie unter Tränen, kurz darauf lacht sie schallend. Nur gelegentlich kommt ihr Bericht ins Stocken, sie hat den Faden verloren und blickt mich ratlos an. Nach einigen aufmunternden Bemerkungen nimmt sie die Berichterstattung wieder auf.

Der Verlauf dieses ersten Kontaktes mit dem Arzt ist von großer Bedeutung. Wenn es gelingt, mit Behutsamkeit auf den Patienten einzugehen und ihn nicht zu verschrecken, wird er sich mit all seinen Problemen ernst genommen fühlen und sich öffnen. Anfangs ist es ein scheinbar locker geführtes Gespräch, dessen Leitung überwiegend dem Patienten selbst überlassen bleibt. Der Arzt hört zu und greift gelegentlich lenkend ein. Durch Beobachtung des Gefühlszustandes, der Mimik, Gestik und Körperhaltung läßt sich abgesehen vom Inhalt des Berichtes vieles erfahren, was ihm bei einer systematischen Befragung, einem reinen „Abfragen" der Symptome entgehen würde. Wie groß ist die emotionale Beteiligung des Patienten an den Problemen, und entspricht sie dem Schweregrad der Vorfälle? Ist der Patient überhaupt in der Lage, die Vorgänge folgerichtig zu schildern?

Meist tritt mit zunehmender Dauer des Gespräches, bei dem der Wahrheitsgehalt der Schilderung nicht in Frage gestellt wird, das anfänglich große Mißtrauen zunehmend in den Hintergrund. Nun versucht der Arzt in dem von ihm strukturierten Teil des Gespräches, sich ein genaueres Bild von den Krankheitssymptomen zu machen. Er kommt auf die vorher geschilderten Probleme und Vorfälle zurück, klärt deren zeitliche

Abfolge und mögliche Hintergründe. Dabei exploriert er orientierend das gesamte Spektrum der Psychopathologie, um so die aufgrund der Schilderungen des Patienten gestellte Verdachtsdiagnose zu erhärten oder auszuschließen. Wichtig sind hier auch biographische Daten, Angaben über frühere Krankheiten, aber auch Alkohol- und Drogenkonsum.

Auch bei diesen sehr konkreten Dingen werden bohrende, direkte Fragen vermieden, um den Patienten nicht in die Situation einer Selbstverteidigung zu zwingen. Durch versteckte Zwischenfragen lassen sich manche Dinge klären, wie die Orientierung in Ort und Zeit, was bei direkter Befragung als beschämend aufgenommen werden könnte.

Die sehr eindringlichen Schilderungen der Vorfälle, der schleichenden Veränderungen ihres Wesens, das zunehmende Gefühl nicht mehr zu wissen, wer sie sei, lassen bei Sabine R. eine schizophrene Psychose vermuten. Der Inhalt des Berichtes von Sabine weist auf einen Wahn und Störungen in der Abgrenzung der eigenen Person gegen die Umwelt hin. Sicherlich ist der Beginn der Vorfälle, das Tuscheln der Kollegen, das Gefühl, alle wissen Bescheid, noch mit dem schlechten Gewissen nach den Diebstählen zu erklären, doch der Aufbau einer gesamten Organisation, die ihr schaden sollte, läßt sich damit nicht mehr vereinbaren. Auch hat sie keine Erklärung für dieses Vorgehen, denn sie fühlt sich in keiner bedeutenden Funktion in der Firma und könne niemanden schaden, dennoch hätten diese Menschen konsequent ihr Ziel verfolgt. Davon läßt sie sich nicht abbringen.

Umständlich und weitschweifig schildert sie die Vorfälle, verliert sich in zahlreichen Nebensätzen, kann gelegentlich das richtige Wort nicht finden und bricht nach wiederholtem Suchen nach einem geeigneten Ausdruck den Satz einfach ab. Das sind Hinweise auf Denkstörungen, die allerdings auch bei großer Erregung auftreten können. Sie müssen durch gezielte Fragen oder Erklärung von Begriffen als solche gesichert werden.

Sabine antwortet auf Fragen wie „Wie lange haben Sie die Beziehung zu diesem Mann, der sie quälte, aufrechterhalten?" mit „Er war irgendwie mein Typ". Obwohl die Form einer

Antwort gewahrt bleibt und auch der Inhalt mit der Frage zu tun hat, zeigen sich hier diskrete Denkstörungen im Sinne des „Vorbeiredens". Auch bei der Erklärung von „Unterschiedsfragen" oder Sprichwörtern zeigt sich, daß das logische Denkvermögen geringfügig reduziert ist. So benennt sie den Unterschied zwischen Kind und Zwerg mit „die Jahre", oder „Morgenstund' hat Gold im Mund" bedeutet „Wenn der Tag gut anfängt, bleibt er auch gut".

Sabine R. hat das Gefühl, krank zu sein, zumindest wurde sie körperlich krank gemacht. Nach diesem Gespräch hofft sie, in der Klinik doch den vielen Einflüssen entgehen zu können, und ist bereit, zu bleiben und sich behandeln zu lassen.

Die innere Welt des Schizophrenen

Das Wort *Schizophrenie* läßt sich aus dem griechischen *skizo* „spalten" und *phren* „Verstand, Gemüt" ableiten. Der Begriff Schizophrenie wurde zu Beginn dieses Jahrhunderts von dem Schweizer Psychiater Eugen Bleuler für eine Gruppe von Krankheiten eingeführt, bei denen eine Zerrissenheit im Fühlen und Denken das auffälligste Merkmal ist. Die Beziehung zur Wirklichkeit und zu den Mitmenschen ist tief verändert. Die Betroffenen handeln bizarr, sagen unverständliche Dinge, ziehen sich zurück und können sogar gegen Menschen, die sie lieben, aggressiv oder gewalttätig werden. Sie sind nicht mehr länger die Person, die sie waren. Es ist, als hätte der Betroffene die Kontrolle über sich selbst verloren, er scheint wie von unbekannten Kräften getrieben.

Es ist kaum möglich, sich in die innere Welt eines Schizophrenen zu versetzen, denn der gesamte Krankheitsvorgang ist mysteriös, furchterregend und nicht nachvollziehbar. Dennoch sind uns vereinzelte Erlebnisse Schizophrener nicht ganz fremd. Vor allem in Grenzsituationen, unter großer Ermüdung, bei starker psychischer Belastung und bei Hungerzuständen können auch bei Gesunden Symptome auftreten, die denen des psychotischen Erlebens nahekommen. Vereinzelte, wie losgelöste Gedanken, sogenannte „Einfälle", können auftreten und eine abnorme Bedeutung annehmen. Dabei werden andere Zusammenhänge geknüpft; an sich logische Vorgänge können bedrohlich werden. Vorgestellte Fehlhandlungen oder auch bloß Unterlassungen werden zu Katastrophen, die einen vernichten können.

Doch man muß nicht nur Extremsituationen annehmen. Auch im Einschlafen kann der gedankliche Zusammenhang aufgelockert sein. Einzelne Gedankenbruchstücke stehen dann wie beziehungslos, ohne offensichtlichen Zusammenhang, nebeneinander. Manchmal wird uns dieser Zustand auch bewußt, und wir registrieren das als Hinübergleiten in den Schlaf.

Wer kennt nicht das unheimliche Gefühl, wenn man Gespräche anderer auf sich bezieht, ohne konkrete Beweise dafür zu haben. Wer kennt nicht die vielen Blicke, die man auf sich gerichtet sieht, wenn man seiner äußeren Erscheinung selbst nicht sicher ist. Auch eine Steigerung dieser flüchtigen Ideen, bis hin zum festen Glauben, alle Kollegen arbeiteten gegen einen, gilt noch als „normal“ im Rahmen der vielfältigen Varianten der Persönlichkeit und wird mit dem Satz „der ist paranoid“ abgetan, was bedeutet, er ist besetzt von der absurden Überzeugung, daß sich alles auf ihn bezieht und um ihn dreht. Wo aber liegt die Grenze? Wann gleitet dieses Erleben tatsächlich ins Pathologische ab?

Schizophrenie ist mehr. Sie ist nicht nur flüchtiges paranoides Erleben oder kurze Auflockerung des Denkens, wie wir sie vor dem Einschlafen erfahren. Diese Erkrankung, die ohne äußeren Anlaß aufzutreten scheint und den Kranken sich selbst, aber auch der Umwelt entfremdet, betrifft die gesamte Persönlichkeit und verändert sie zutiefst. Dabei bleiben gesunde Anteile der Persönlichkeit durchaus bestehen, auch wenn das nicht in jedem Stadium der Erkrankung nachweisbar ist. Nicht jede Äußerung oder Handlung ist „schizophren“, nur sind die gesunden Anteile oft so versteckt, daß sie nicht mehr erkennbar sind. Gerade dieses Nebeneinander von „gesund“ und „krank“ kennzeichnet die Schizophrenie. Vor allem kommt es, entgegen der früher vorherrschenden Meinung, nicht zur „Verblödung“, vielmehr bleibt die Intelligenz weitgehend erhalten.

Auch Schizophrene haben alle Möglichkeiten des Erlebens, sie können auf Anregungen ebenso reagieren wie Gesunde. Die Schaffenskraft vieler Kranker, vor allem im künstlerischen Bereich, kann enorm sein. Manchen Kranken ist es möglich, noch eine kritische Distanz zu ihren Überzeugungen aufrechtzuerhalten, auch wenn sie einer alltäglichen Begebenheit eine abnorme Bedeutung zumessen.

Der Beginn der Krankheit kann mit einem plötzlichen, dramatischen Einbruch der Symptomatik einhergehen, ein Knick in der Lebenslinie, aber der Beginn kann auch schleichend sein, allmählich, über mehrere Jahre hinweg und so für die Umgebung nur schwer als Krankheit erkennbar. Mit jedem neuen Schub der Erkrankung (wenn sie schubartig verläuft und nicht von Beginn an chronisch) kommt es zu einer weitgehenden Umgestaltung der Persönlichkeit. Der Patient wird dabei selbst schmerzhaft erkennen, daß er niemals wieder die Person sein wird, die er vor Ausbruch der Krankheit war.

Zu den frühen Veränderungen im Verhalten Schizophrener gehören das zunehmende Sich-zurückziehen, die Verminderung von sozialen Kontakten. Langjährige Freundschaften gehen in die Brüche, von sich aus nehmen die Kranken nur noch selten Kontakt mit anderen Personen auf. Eine Ursache dafür sind sicherlich die vielfältigen Veränderungen, die mit ihnen vorgehen und die sie so sehr beschäftigen, daß sie das Interesse an anderen Dingen verlieren. Viele Kranke empfinden aber auch die Einbußen an Leistungsfähigkeit sehr schmerzlich und schämen sich dessen. Sie können sich nicht mehr so gut auf Gespräche konzentrieren und wissen in vielen Fällen nichts in die Unterhaltung einzubringen. Aber auch ein beginnender Wahn führt häufig in die Isolation, wenn der Kranke sich niemandem anvertrauen kann.

Vor allem zu Beginn ist dieses Verhalten nur schwer von den Rückzugstendenzen bei anderen Krankheiten und auch allgemeinen Lebensphasen, wie den Depressionen, abzugrenzen. Auch depressive Menschen neigen dazu, sich zurückzuziehen und bleiben lieber mit sich und ihren Problemen alleine. Erst wenn andere Symptome der Schizophrenie offensichtlich werden, läßt sich der soziale Rückzug dieser Krankheit zuordnen.

Die Symptome der Schizophrenie sind sehr vielgestaltig und treten mit unterschiedlicher Intensität auf. Neben Störungen der Denkabläufe, Wahn und Halluzinationen, des Erlebens der eigenen Person in der Umwelt sind auch Veränderungen der Gemütslage und der Bewegungen zu beobachten. Es ist durchaus nicht so, daß alle Symptome gleichzeitig vorhanden und nach Art eines Fragenkataloges abgehakt werden können. Vielmehr basiert die Diagnose „Schizophrenie“ auf dem Gesamtbild der

Störungen. Bei einem Patienten dominieren Wahn und Halluzinationen, bei einem anderen stehen die Störungen des Denkens und des Ich-Erlebens im Vordergrund.

Störungen des Denkablaufs

Tausende von verschiedenen Reizen erreichen täglich das Gehirn, sie werden sortiert, interpretiert, es werden logische Schlüsse gezogen und die Reize werden angemessen beantwortet. Viele unserer Reaktionen basieren auf angelerntem Verhalten, so wie das „Danke“ auf ein Geschenk.

Wenn ein Gesunder mit der einfachen Frage konfrontiert wird: „Gehen Sie heute mit mir essen?“, läuft innerhalb von Sekundenbruchteilen eine ganze Kaskade von Gedanken und Kalkulationen ab: Habe ich Zeit? Möchte ich überhaupt? Welche Entschuldigungen könnte ich anführen? Was werden die Leute denken, wenn sie mich mit dieser Person sehen? Wie wird er darauf reagieren, wenn ich absage? Das Ergebnis dieser Vorgänge ist eine angemessene Antwort ohne Verzögerung.

Ein normales Gehirn nimmt die Worte eines Satzes auf und verwandelt sie automatisch in ein Muster von Gedanken. Wir müssen uns nicht auf jedes einzelne Wort konzentrieren, sondern auf die Bedeutung der gesamten Botschaft. Das Gehirn Schizophrener ist häufig nicht in der Lage, diese Reize richtig zu sortieren und zu interpretieren. Die Einheit des Gedankenganges zerreißt, indem Zusammengehöriges getrennt und Nichtzusammengehöriges vereint wird. Nicht ein fehlender Zusammenhang ist kennzeichnend für die Denkstörung, sondern ein falscher, kranker Zusammenhang. Durch all diese Störungen wird das Denken unlogisch, unklar und wirkt unsinnig.

Aber nicht nur Gedanken werden zerrissen, auch optische und akustische Eindrücke werden ebenso falsch interpretiert und verknüpft wie die Gedanken. Dabei kann die Verarbeitung der Information im Gehirn so langsam vor sich gehen, daß einzelne Teile eines Gesichtes, welches die Kranken betrachten, wie ein Puzzle zusammengesetzt werden müssen. Besonders schwierig kann es werden, unterschiedliche Reize, wie zum Beispiel optische und akustische Signale, rasch so zu kombinieren, daß sie einen Sinn ergeben. Dabei ist diese Unfähigkeit der richtigen Verknüpfung unabhängig von der intellektuellen Bildung und Leistungsfähigkeit vor Beginn der Erkrankung.

Neben der Unfähigkeit, die Reize richtig zu sortieren und zu interpretieren, gehört auch die Unfähigkeit, angemessen darauf zu reagieren, zu den Kennzeichen schizophrenen Denkens. So kann es bei einem schizophrenen Patienten durchaus vorkommen, daß er auf die Nachricht vom Tod seiner Mutter nur lacht.

Formale Denkstörungen werden im Gespräch ohne spezielle Exploration deutlich. In leichten Fällen wirken die Gedanken unklar, sonderbar und verschroben. Die klare, auf ein Ziel hingerichtete Gedankenfolge wird aufgelockert, der logische Zusammenhang ist vermindert bis nicht mehr vorhanden. Die Verwendung von Begriffen wird unpräziser. Neue, nie gehörte Wortbildungen, „Neologismen", werden eingefügt und zeigen, daß der Schizophrene nicht gedankenarm ist, sondern über eine erstaunliche Fülle von Begriffen verfügt.

In schweren Fällen versteht man nicht mehr, was uns der Schizophrene sagen will, die Worte und Sätze sind verstümmelt, das Denken ist „zerfahren". Eine ganze Flut von Einfällen, aus denen der Kranke nicht mehr auswählen kann, enden in einem „Wortsalat". Die einzelnen Glieder der Gedankenkette haben keinen Zusammenhang mehr, und die Äußerungen wirken unsinnig.

Ein Beispiel für mäßig zerfahrenes Denken gibt der von Manfred Bleuler (1979) zitierte Brief eines Schizophrenen:

„Zur Zeit des Neumondes steht Venuß am August himmel und erleuchtet mit seinen Lichstrahlen, die Kauffahrteihäfen, Suez, Kairo und Alexandria. In dieser historisch berühmten Kalifenstadt, befindet sich das Museum assyrischer Denkmäler von Makedonien. Dort gedeihen neben Pisang Maiskolunen, Hafer, Klee und Gerste auch Bananen, Feigen, Citronen, Orangen und

Oliven. Das Olivenöl ist eine arabische Liqeur Sauce, mit welcher die Afghanen, Mauren und Moslemiten die Straußenzucht betreiben ...“

In der Beantwortung von Fragen wird oft die Beziehungslosigkeit zum Gefragten, das „Vorbeireden“ deutlich. In leichten Fällen von Denkstörungen kann die Antwort nur wenig vom Gefragten abweichen. Zum Beispiel antwortete mir die Patientin Sabine auf die Frage, wann sie die Beziehung zu diesem Mann abgebrochen habe, mit: „Er war genau mein Typ.“ Hier ist sogar mehr als nur die Form einer Antwort gewahrt, der Inhalt hat noch irgendeine Beziehung zum Gefragten. Die Störung kann jedoch sehr viel ausgeprägter sein, dann hat der Inhalt der Antwort keinerlei Beziehung mehr zum Gefragten. Auf die simple Frage „Warum haben Sie heute nicht gegessen?“ können so paradoxe Antworten wie „Ich kann ja nicht französisch.“ folgen.

Nicht nur der Inhalt, sondern auch das Tempo kann verändert sein. In einer „Gedankensperrung“ ist der Gedankengang plötzlich aus nicht einsehbarem Grund mitten im Satz unterbrochen. Dem Patienten ist dieses plötzliche Abreißen der Gedanken oft bewußt und unangenehm, mancher interpretiert das damit, daß ihm die Gedanken von außen weggenommen werden („Gedankenentzug“). Der Patient kann den Gedankenfaden immer wieder verlieren, ohne in der Lage zu sein, ihn wieder verknüpfen zu können. Auch dies ist oft mit der Vorstellung verbunden, dies sei durch Kräfte von außen verursacht.

Manchmal ist das Denken auf ein bestimmtes Thema fixiert („eingeengtes Denken“), welches alle anderen Themen dominiert. Der Patient kann von diesem Gedankengang nicht mehr loskommen. Das krankhafte Festhalten an einer einmal eingeschlagenen Vorstellung, die „Perseveration“, macht die Umstellung auf ein anderes Gebiet nahezu unmöglich. Wenn man zum Beispiel einem Kranken ein Buch zeigt und ihn dieses benennen läßt, wird er das Wort „Buch“ stereotyp immer wiederholen, auch wenn ihm andere Gegenstände, wie Uhr, Papier oder Bleistift gezeigt werden.

Denkstörungen lassen sich nicht in jedem Augenblick feststellen. Im allgemeinen wird die Zerfahrenheit dann ausgeprägter, wenn der Patient sehr erregt ist oder sich beobachtet fühlt. So ist auf den psychiatrischen Stationen oft festzustellen, daß Kranke mit gering ausgeprägten Denkstörungen bei einem Streit mit Mitpatienten zunehmend denkzerfahren werden und nur noch unverständliche Wort- und Satzreste äußern. Auch der umgekehrte Fall ist möglich. Vor allem dann, wenn der Patient einen guten Kontakt zum Arzt hat, kommt es oft vor, daß im Lauf eines Gespräches das anfänglich zerfahrene Denken zunehmend geordnet wird.

Inhaltliche Denkstörungen: der Wahn

Wahn und Halluzinationen galten schon immer als Grundphänomene der Schizophrenie, „wahnsinnig“ und „geisteskrank“ als dasselbe. Da der Wahn einer gewissen Dramatik und oft auch „Kuriosität“ nicht entbehrt, kann er uns ebenso faszinieren wie abstoßen oder furchterregend wirken. Obwohl beide, Wahn und Halluzinationen, nicht zu den Grundsymptomen gehören, also nicht obligat vorhanden sein müssen, sind es häufig die Symptome, welche die Psychose auch für die Mitmenschen offensichtlich machen und letztendlich oft zur Einweisung in ein Krankenhaus führen. Der Kranke wird nicht länger nur als Sonderling gesehen, nun ist für alle klar, er ist „verrückt“.

Im klinischen Alltag bereitet es keine Schwierigkeiten, einen Wahn zu erkennen, aber schon bei dem Versuch einer Definition stoßen wir an Grenzen. Die eher einfache Beschreibung, es handle sich um eine „unkorrigierbare, verkehrte Überzeugung“, wird dem Wahn sicherlich nicht ausreichend gerecht, denn nicht jede irrtümliche, unkorrigierbare Überzeugung ist ein Wahn. Gerade beim Realitätsbewußtsein, bei der Beurteilung dessen was „wirklich“ und „richtig“ ist, haben Bildung, Intelligenz, aber auch weltanschauliche und religiöse Überzeugungen einen besonderen Stellenwert.

Verfälschte Urteilsbildung oder befremdliche Überzeugung alleine sind also nicht die wesentlichen Charakteristika des Wahns. Das eigentlich Krankhafte ist nicht der Inhalt des Wahns, sondern die „Ich-Bezogenheit". Der Kranke stellt sich selbst in den Mittelpunkt. Er hat kein Bedürfnis, den Wahrheitsgehalt seiner Überzeugung an der Realität zu überprüfen, und er kann es auch nicht, denn trotz unverminderter Intelligenz ist ihm vor allem die Fähigkeit verloren gegangen, Gegebenheiten und Vorfälle mit der Wirklichkeit in Einklang zu bringen. Damit hält er also unkorrigierbar an seiner Überzeugung fest.

Auch Gesunde beziehen gelegentlich Vorfälle auf sich und messen diesen dann eine abnorme Bedeutung zu. Schlechtes Gewissen über eine begangene Tat oder unterlassene Handlung führt häufig dazu, daß man im Verhalten der Umwelt einen Beweis dafür sieht, daß man durchschaut werde. Doch im Gegensatz zum Wahnkranken kann der nicht Erkrankte jederzeit „umschalten", er kann sich von seinen *wahnhaften Ideen* distanzieren. Der Wahnkranke kann dies nicht mehr, er bezieht alle Vorfälle und Äußerungen nur noch auf sich. Was immer geschieht, was immer man versucht, um ihn davon abzubringen, er wird es nur als Bestätigung seiner Überzeugung betrachten.

Nicht in jedem Stadium der Erkrankung sind Unkorrigierbarkeit und absolute Gewißheit vorhanden. So besteht am Beginn, aber auch im Abklingen der Erkrankung die Möglichkeit des Zweifels, die Fähigkeit, sich partiell, ja zeitweilig auch vollständig kritisch zu distanzieren. Vor allem beim Abklingen der Psychose sind dies die erfreulichen Augenblicke in der Behandlung eines schizophrenen Patienten, wenn dieser beginnt, von seiner unerschütterlichen Meinung abzurücken, und selbst formuliert, es könne sich doch um Einbildung gehandelt haben. Anfangs geschieht das sehr zögerlich und vorsichtig, noch voller Zweifel distanziert er sich zunächst oft nur in einzelnen Aspekten von dem Wahninhalt. Doch allmählich, über Tage oder auch Wochen, festigt sich die Gewißheit, daß er sich das nur eingebildet habe, und das ganze System, das sich um seine

Überzeugung aufgebaut hatte und nur dazu diente, sie aufrecht zu erhalten, bricht zusammen.

Bei manchen Kranken tritt der Wahn mit all seinen vielfältigen Inhalten plötzlich ins Bewußtsein. Oft geht jedoch eine *Wahnstimmung* den konkreten Wahngedanken voraus, eine Phase, in der die Kranken ahnen, daß etwas vorgeht. Alles hat eine neue Bedeutung, verändert sich. Es liegt etwas in der Luft, eine mißtrauische Spannung beherrscht den Kranken. Dieses „Etwas“, ist jedoch noch ganz unklar und nicht faßbar: „Ich weiß genau, daß etwas passieren wird. Es ist mir nur noch nicht klar, was.“ Diese allgemeine Wahnstimmung ist für den Patienten sehr quälend, und plötzliche Gewißheit oder eine bestimmte Vorstellung können dann wie eine Erlösung wirken. Nun weiß er genau, er wird verfolgt oder manipuliert, nun kann er sich auf seine Feinde konzentrieren.

In vielen Fällen unterhält der Wahn sich selbst. Wenn jemand glaubt, er werde verfolgt, verhält er sich meist auffällig: Er läuft von Tür zu Tür, dreht sich um, blickt Fremden forschend ins Gesicht, murmelt gereizt vor sich hin. Dies kann nun tatsächlich die Aufmerksamkeit von Passanten erregen und dazu führen, daß sie ihn beobachten oder zumindest interessiert betrachten.

In der Wahnthematik stehen die Themen im Zentrum, die uns unmittelbar betreffen: die Beziehung zu den Mitmenschen (Verfolgungswahn) und zum eigenen Gewissen (Schuldwahn), Macht und Ohnmacht (Größenwahn und Kleinheitswahn), Liebe und Haß (Liebeswahn und Eifersuchtswahn) und die Sorge um Leib und Leben (Körperwahn, Vergiftungswahn).

In der Häufigkeit der Wahnthemen steht der Verfolgungswahn sicherlich an erster Stelle. Häufig bezieht man zu Beginn viele der Beobachtungen auf sich, sie erlangen eine besondere Bedeutung. Was in der Zeitung steht, was der Radiosprecher sagt, soll dem Kranken etwas Bestimmtes mitteilen. Er ist sicher, daß andere in seiner Abwesenheit nur über ihn sprechen, sich über ihn lustig machen. Meist werden die Wahngedanken rasch komplexer, der Kranke fühlt sich nicht nur beobachtet und bezieht alle Dinge auf sich, er ist davon überzeugt, daß sich nun alles gegen ihn richtet, ihn vernichten soll.

Das Vollbild des Verfolgungswahns hat sich ausgebildet. Der Kranke fühlt sich manipuliert, kontrolliert und vielleicht sogar hypnotisiert. Viele Schizophrene meiden Radio- oder Elektrogeräte, denn sie sind überzeugt, durch elektromagnetische Wellen beeinflußt zu werden. Manche Patienten glauben, daß ihnen anläßlich geringfügiger chirurgischer Eingriffe Sender unter die Haut oder in den Kopf implantiert wurden, um sie besser manipulieren zu können. Oft werden dann Dutzende von Ärzten konsultiert, die das bestätigen sollen. Falls ein unerklärlicher Fleck im Röntgenbild zu sehen ist, etwas, was im Rahmen der Filmentwicklung täglich vorkommt, so gilt dies als untrüglicher Beweis für das implantierte Gerät. Der Kranke ist ständig auf der Suche nach Beweisen für diese Beeinflussungen, und er „findet" sie auch.

Der deutsche Psychiater Klaus Conrad beschrieb in seinem Standardwerk „Die beginnende Schizophrenie" den Verfolgungswahn eines Patienten:

„In Freiburg merkte ich, wie ihm immer jemand nachlief. Es waren jedoch immer wieder andere Leute. Mitunter blieb er bei der Auslage stehen, da gingen die Beobachter natürlich weiter und taten so, als ginge es sie nichts an. Aber sie verständigten sich durch Blicke mit Entgegenkommenden, die dann die Beobachtung übernahmen. In Karlsruhe war es dann ganz toll. In der Wartehalle ging es zu wie im Taubenschlag. Er hatte das sichere Gefühl, als wenn er verschiedenen Leuten gezeigt werden sollte. Er habe die Leute manchmal irregeführt, in dem er etwa auf dem Bahnhof absichtlich auf einen falschen Bahnsteig lief. Er sah dann auch, wie ihm andere Leute nachgingen, und als er dann plötzlich umkehrte, hätten sie ihm blöde nachgesehen oder wieder so getan, als beachteten sie ihn nicht, und man sah deutlich, wie sie sich ertappt fühlten ..." (Conrad, 1992, S. 57)

Natürlich werden Familienangehörige und Freunde, falls sich der Kranke noch nicht völlig isoliert hat, versuchen, ihn von diesen Gedanken abzubringen. Doch alle Versuche bleiben in dieser Phase vergeblich, denn er ist logischen Schlußfolgerungen nicht zugänglich. Im Gegenteil, es kann sogar geschehen, daß er nun die Person, die ihm so intensiv helfen will, noch in das System seiner Feinde miteinbezieht. Es erscheint ihm nur logisch, daß dieser dazugehört, denn warum sonst sollte er versuchen, ihn davon abzubringen ...

Sehr häufig treten körperbezogene Phänomene in verschiedenen Erscheinungsformen auf. Die Patienten glauben, aus bestimmten Körperöffnungen strahlt übler Geruch aus; die Haut oder das Körperinnere seien von Parasiten befallen; Körperteile seien verunstaltet oder funktionierten nicht. Dazu gehört auch der Vergiftungswahn. Gerade dieser Wahn wird häufig auf Angehörige ausgedehnt und oft lange von der Umgebung nicht wahrgenommen. Denn die Kranken sind mißtrauisch, sie sprechen nicht gerne darüber, daß sie ein Familienmitglied in Verdacht haben, sie zu vergiften. Sie beobachten, ziehen sich zurück und verweigern die Nahrungsaufnahme. Das wird oft bis zum Auftreten ernsthafter organischer Schäden durchgehalten. Dann reagiert die Familie, und ein Arzt wird aufgesucht.

Das Beispiel meiner Patientin Gerlinde S. macht die schwierige Situation innerhalb der Familie deutlich:

Gerlinde wurde von ihrer Schwester in die Klinik gebracht. Sie war abgemagert und wirkte körperlich sehr ungepflegt. In Anwesenheit der Schwester war sie nicht bereit, auch nur ein Wort zu sprechen, sie saß mit verkniffenem Mund neben ihr, beobachtete mißtrauisch das kurze Gespräch. Sie wollte weder den Mantel ausziehen, noch ihre Reisetasche abstellen. Das gespannte Verhältnis zwischen den beiden war deutlich zu spüren.

Die Schwester berichtete in eher gereiztem Ton, daß Gerlinde sich seit Wochen zurückgezogen hatte, nichts mehr aß und sich auch nicht mehr wusch. Keiner in der Familie wisse, was sie sich nun wieder ausgedacht habe, so gehe das aber nicht mehr. Nach dieser kurzen Information verließ sie erleichtert die Station.

Auch im Einzelgespräch gab Gerlinde nur sehr knappe Antworten auf Fragen und äußerte eher vage, daß einige Machenschaften, organisiert von ihrer Schwester, gegen sie im Gange seien. Mehr wollte sie nicht sagen, war aber bereit, auf der Station zu bleiben und sich mit Medikamenten behandeln zu lassen. Beim ersten Abendessen saß sie neben ihren Mitpatienten und rührte ihr Essen nicht an. Auch wollte sie keineswegs das Bad aufsuchen, sie legte sich mitsamt ihren Kleidern ins Bett und starrte gegen die Decke.

Nach einigen Tagen begann sie zögernd zu essen, anfangs immer von den Tellern der Mitpatienten, nie von dem, der für sie bestimmt war. Mit erstaunlicher Geduld ließ man es geschehen. Im Gespräch wurde sie zwar aufgeschlossener, erzählte über ihre Kindheit, doch sie gab noch immer keine Erklärung für ihr Verhalten.

Nach zwei Wochen Behandlung verlangte sie plötzlich ein Vollbad. Anschließend kam sie stolz und zufrieden zu mir und äußerte: „Nun kann ich es ja sagen, aber sie haben es wohl schon geahnt. Seit heute glaube ich nicht mehr, daß das Wasser vergiftet ist.“ Nun war sie bereit zu sprechen, denn sie war sicher, daß ihr hier nichts passieren würde.

Sie berichtete mir, daß sie zu Hause über Monate das Gefühl hatte, vergiftet zu werden. Sie bemerkte dies am Essen, denn immer nach dem Essen spürte sie, wie ihr Magen sich im Körper um die eigene Achse drehte. Auch das Wasser war vergiftet, das konnte sie ganz deutlich daran erkennen, daß nach dem Waschen sich ihre Haut schuppte und die Haare grün wurden. Alles sei von ihrer Schwester organisiert gewesen, die sie „aus dem Wege schaffen wollte“.

Verfolgungswahn und körperbezogener Wahn sind für Angehörige eher unheimlich und wirken bedrückend. Nicht dagegen der Größenwahn, er hat häufig etwas Kurioses an sich. Dabei klingt in abgeschwächten Formen alles recht plausibel: Der Kranke hat besondere Talente, wie zum Beispiel für Mathematik, oder er ist der illegale Sohn eines der reichsten Männer des Landes. Die Grenzen zum bloßen „Angebertum“ sind fließend und nicht immer einfach beurteilbar. Es könnte ja auch sein, daß vieles von dem, was der Kranke erzählt, den Tatsachen entspricht, daher müssen diese Angaben immer überprüft werden. Meist aber erreicht der Drang nach Größerem, Bedeutenderem und Einflußreichem sehr rasch so absurde Höhen, daß die Relativierung und Einordnung sehr leicht fällt.

Gerade bei diesen Patienten läßt sich häufig ein geziertes, salbungsvolles Wesen beobachten. Sie „stelzen" über die Station, sprechen manieriert, sondern sich von anderen Kranken ab und reden abfällig über sie, denn sie fühlen sich als „besser" und „erhabener". Der Größenwahn kann gelegentlich gefährlich werden. Wenn Kranke glauben, fliegen oder etwa Stiere nur durch die Kraft einer Hand stoppen zu können, bringen sie sich in dem Wunsch, dies zu beweisen, manchmal in fatale und lebensbedrohliche Situationen.

Der Liebeswahn, die Erotomanie, kommt ebenfalls bei Schizophrenen vor, wenn auch nicht so häufig wie der Verfolgungswahn. Der Kranke ist überzeugt, eine andere Person, oft eine Person des öffentlichen Lebens, liebe ihn und sei ihm völlig verfallen. In der Überzeugung, daß das Liebesobjekt vom Erkrankten abhängig ist, kann das Selbstgefühl gehoben werden. Allerdings tritt der Liebeswahn mit seinen durchaus positiven Gefühlen selten isoliert auf, meist ist er kombiniert mit Verfolgungswahn. Dann wird das Glück des Verliebtseins nicht ungetrübt erlebt. Rasch wird der/die Geliebte zum Verfolger, der sein Opfer schändet und mißhandelt. Die geliebte Person wird mit Beharrlichkeit verfolgt und seine/ihre Nähe gesucht – immer in der Gewißheit, sie wolle es ja.

Wahn und Halluzinationen gehören nicht zu den Grundsymptomen der Schizophrenie, sondern zu den sogenannten akzessorischen Symptomen. Sie müssen also nicht unbedingt für die Diagnose „Schizophrenie" vorhanden sein. Es gibt viele Kranke, bei denen eine Kombination anderer Störungen vorherrscht, wie formale Denkstörungen, Störungen der Gefühlswelt, Störungen des Verhaltens. Dennoch wird angenommen, daß es schizophrene Erkrankungen ohne zumindest vorübergehendes Auftreten von Wahn nicht gibt. So nimmt man an, daß etwa drei Viertel der Patienten zumindest anfangs ein paranoid-halluzinatorisches Stadium, eine Kombination von Wahn und

Sinnestäuschungen durchlaufen, auch wenn bei vielen von ihnen diese Symptome in späteren Stadien der Erkrankung nicht mehr zu beobachten sind.

Doch beide, Wahn und Halluzination, treten nicht nur bei Schizophrenien, sondern sehr häufig auch bei anderen psychiatrischen Störungen und organischen Gehirnerkrankungen auf. Sie sind also keineswegs spezifisch für die Schizophrenie. Außerdem gibt es psychische Störungen, bei denen ausschließlich ein Wahnerleben besteht. Dieses andauernde und unerschütterliche Wahnsystem bei sonst ungestörtem Erleben und erhaltener Persönlichkeit wird Paranoia genannt und von den Schizophrenien abgegrenzt. Seelische Entwicklungsbedingungen, Charakter und Milieu spielen in der Bildung dieses Wahns eine große Rolle.

Die Sinnestäuschungen: Halluzinationen

Wahn und Halluzinationen sind äußerst eng miteinander verknüpft. Nicht nur, daß sie meist gemeinsam auftreten, die Halluzination ist in dieser Intensität auch nur möglich, wenn sie vom Wahn aufrechterhalten wird. Von der Realität dessen, was der Kranke in der Halluzination erlebt, ist er fest und unkorrigierbar überzeugt und nicht auf Bestätigung angewiesen. Viele Besonderheiten im Verhalten Schizophrener, die wir im Alltag beobachten können, wie abwehrende Bewegungen, das Vor-sich-Hinschimpfen, Wutausbrüche, Verzweiflung und verzücktes Lächeln basieren auf Sinnestäuschungen.

Jedes unserer Sinnesorgane, Augen, Nase, Ohren, Haut, empfängt tagtäglich Tausende von Reizen, kein Sinnesorgan ist jemals frei davon, auch nicht das Auge in abgedunkelten Räumen. Vorübergehende Sinnestäuschungen treten häufig auf, auch bei Gesunden. Bei Übermüdung, psychischer Anspannung und Angstzuständen kann es zu verfälschter Wahrnehmung der Realität kommen, der *Illusion.* Dabei werden wirkliche Gegebenheiten, also Dinge, die wir sehen, hören oder fühlen, durch Hinzufügen vermeintlicher Wahrnehmungen verändert. Es muß also immer ein realer Gegenstand vorhanden sein, der dann weiter ausgeschmückt wird. Jeder von uns erinnert sich sicherlich an den Teddybär, der nachts im Dämmerlicht plötzlich die Gestalt eines wilden Tieres annahm, oder an den achtlos über den Sessel geworfenen Bademantel, der zum lauernden Einbrecher wird. Dem Ängstlichen werden beim Spaziergang Nebelschwaden zu Geistern.

Eine ganz andere Qualität haben dagegen die echten Trugwahrnehmungen, die Halluzinationen. Sie entstehen ohne entsprechenden Sinnesreiz von außen, brauchen keine tatsächliche Begebenheit, wie die Illusion. Dabei ist es durchaus möglich, daß Halluzinationen auf verschiedenen Ebenen kombiniert werden und somit gleichzeitig auftreten. Die Patienten sehen Personen handeln, hören sie sprechen, riechen deren Ausdünstung.

Aber auch bei Schizophrenen treten zusätzlich Illusionen auf und lassen sich nicht immer klar von den Halluzinationen trennen. Vor allem bei den Berührungssinnen (Geruch, Geschmack, Tastsinn) kann man nicht mit Sicherheit das Vorhandensein einer äußeren Reizursache ausschließen: Kleider scheuern, Karies führt oft zu Mundgeruch. All das kann die Ursache der Sinnestäuschungen sein.

Die Halluzination kann zurückhaltend oder äußerst aufdringlich sein: Stimmen wispern oder schreien, Gestalten sind nur schemenhaft im Nebel oder ganz deutlich zu erkennen. Doch auch wenn die Stimmen leise sind, wissen die Kranken ganz genau, was die Stimme sagen will, was damit gemeint ist, drückt sie doch nur ihre eigenen Gedanken aus. Was die Kranken sehen, fühlen und hören, ist für sie absolute Wirklichkeit. Und wenn Halluzinationen und Realität sich widersprechen, ist für den Patienten meist die Realität das Unwirkliche.

Gesunde neigen immer dazu, den Schizophrenen beweisen zu wollen, daß zum Beispiel die Stimmen nur „eingebildet“ sind. Sie spielen sie herunter und glauben nicht, daß die Patienten sie tatsächlich hören. Das ist ebensowenig hilfreich wie der Versuch, einen Patienten, der während der Exploration Stimmen aus dem Nebenzimmer hört, vom Gegenteil zu überzeugen.

Auch wenn man ihm durch Augenschein beweisen will, daß der Raum leer ist, wird er eine für ihn sehr plausible Erklärung haben: Der Betreffende hat eben das Zimmer verlassen oder spricht aus dem Schrank.

Halluzinationen können auf allen Sinnesebenen stattfinden; weitaus am häufigsten in der Schizophrenie sind die akustischen Halluzinationen. Es dominieren Stimmen, die zu den Kranken oder über sie reden, seltener hören die Patienten Rasseln, Musizieren, Weinen oder Lachen.

Meist sind die Stimmen unfreundlich, oft anklagend, sie werfen den Kranken Vergangenes vor, unabhängig davon, ob es sich tatsächlich so abgespielt hat oder nicht. Sie erteilen Befehle oder kommentieren Handlungen. Manchmal teilen sich warnende und verlockende, freundliche und feindliche Stimmen in zwei Personen, die zum Kranken oder unter sich über ihn reden. Es kommt durchaus auch vor, daß sich Stimmen in Form von Rede und Gegenrede über den Patienten zanken. „Das hat er doch wieder gut gemacht", sagt die freundliche Stimme – aber die Unfreundliche antwortet: „Er macht doch nie etwas gut, er ist ein Versager." Stimmen können auch unsinnige Befehle erteilen und stürzen damit die Kranken gelegentlich in arge Gewissenskonflikte; doch sie haben eine zwingende Macht, so sehr er auch versucht, sich dagegen zu wehren.

Nicht immer kommen die Stimmen aus dem eigenen Körper, sie sitzen in Kleidern, Wänden und Möbeln. Manchmal ist das Gehörte der „bewußten" Persönlichkeit so fremd, daß dies als Beweis für die objektive Wirklichkeit der Stimme gewertet wird: „So etwas hätte ich mir doch nie ausdenken können." Sie können aber auch so sehr mit dem eigenen Denken zusammenhängen, daß sie wie die eigenen, von deren Stimmen gesprochenen Gedanken anerkannt werden können.

Halluzinationen der Körperempfindungen kommen bei Schizophrenen sehr häufig vor. Fast immer wirken sie auf Gesunde völlig unverständlich. Es gelingt uns nicht, uns vorzustellen, daß man so etwas spüren kann. Die Kranken schildern, wie ihnen die Leber umgedreht, der Darm ausgesaugt, das Gehirn zersägt, wie sie geschlagen und verbrannt werden.

Weit seltener sind optische Halluzinationen und meist in das paranoid-halluzinatorische Erleben eingewoben. So kann der Kranke auf dem Höhepunkt der paranoiden Angst plötzlich zwei schwarze Hände aus der Wand steigen sehen. Auch Geruchs- und Geschmackshalluzinationen stehen im Zusammenhang mit dem Verfolgungswahn. Die Kranken können das Gift riechen und schmecken.

Im allgemeinen werden Schizophrene von den Halluzinationen sehr gequält. Sie leben mit diesen vielfältigen Einflüssen und können ihnen nicht mehr entkommen. Viele Kranke nehmen sie als Tatsache hin, manche suchen Erklärungen dafür in Maschinen oder strahlenden Geräten. Oft versuchen sie, auf die Stimmen zu reagieren. Sie rufen Schimpfwörter, fassen sich an den Körper und behaupten, man habe sie eben geschlagen, oder spucken aus, um das Gift loszuwerden.

Gelegentlich gelingt es ihnen auch, sich mit ihnen abzufinden und äußerlich ruhig zu bleiben. Selten empfinden Schizophrene aber Halluzinationen als belustigende Erlebnisse. Vor allem wenn es positive, freundliche Stimmen sind, „unterhalten" sie sich mit ihnen oder glauben, durch das Stimmenhören eine besondere Fähigkeit erlangt zu haben – und beklagen sich, wenn sie ihnen durch die Behandlung abhanden kommen oder „weggenommen" werden.

Der Begriff „Ich-Störungen"

In enger Verbindung mit Wahn und Halluzinationen steht ein anderer Symptomenkomplex der Schizophrenie, die „Ich-Störungen". Bei Gesunden werden die einzelnen Erlebnisse durch das Gedächtnis untereinander verbunden, sie knüpfen an Erinnerungsbilder und Vorstellungen an. So haben die meisten unserer psychischen Funktionen eine Kontinuität, sind ein beständig vorhandenes Bündel von Erinnerungsbildern und Vorstellungen. So besteht das „Ich", die Persönlichkeit, aus der Summe der gestalteten Erinnerungen an alle unsere Erlebnisse und aus den aktuellen psychischen Vorgängen.

Dazu gehört jedoch nicht nur das passiv Erlebte, sondern auch das, was wir früher und jetzt wollen und wonach wir streben. Da sich Vorstellungen, Ziele und Erfahrungen verändern, ist die Persönlichkeit nicht gänzlich unwandelbar. Intellektuelle Leistungsfähigkeit, Temperament, Weltanschauung und Einstellung zu anderen Menschen kennzeichnen über viele Jahre die Persönlichkeit in gleichbleibender Weise, doch Schicksale oder der toxische Einfluß des Alkohols können innerhalb kurzer Zeit einen Teil unserer Persönlichkeit verändern.

In der Schizophrenie bildet sich die Persönlichkeit um. Der Kranke verarbeitet die Eindrücke der Außenwelt emotional und intellektuell auf eine neue Art und spürt damit, daß ihm die Umwelt fremd geworden ist. Aber er selbst hat sich auch verändert, er kommt sich fremd vor, hat das Gefühl der Depersonalisation. Er kommt sich gelegentlich so verändert vor, daß er im Spiegel überprüfen muß, ob er wirklich noch er selbst ist. Doch obwohl ihm das Gesicht bekannt ist, fühlt er sich doch als andere Person. Sogar der eigene Körper kann sich verändern, Glieder verstümmeln vor seinen Augen, gehören nicht mehr zu ihm, oder sie werden zu Tierklauen.

Diesen Verlust des Ichs erlebt der Kranke häufig als „von außen gemacht". Das paranoide Erleben hat also einen wesentlichen Einfluß auf die Erfahrung der Depersonalisation. So fühlt er sich verzaubert, hypnotisiert, von Automaten oder Strahlen gelenkt und ferngesteuert. Gesunde wissen, daß die Hand, die sie betrachten, ihre ist. Bei Schizophrenen kann sich die Begrenzung des eigenen Ichs gegenüber anderen Personen, Tieren, auch Dingen völlig verwischen, und sie können sich mit diesen identifizieren.

Ich erinnere mich, daß einer meiner Patienten diese Grenze zwischen sich selbst und den Tieren, die er schlachten und ausnehmen mußte, nicht mehr ziehen konnte. Er fühlte sich unbehaglich, bekam Angst vor den toten Tieren und versuchte, das durch Steigerung des Arbeitstempos zu kompensieren. Auch sang er lauthals und wurde bald von den Kollegen als Rohling gehänselt. Eines Tages hatte er plötzlich das Gefühl, er setze das Messer an seinem eigenen Körper an und nehme seine eigenen

Eingeweide heraus. Er konnte jeden Schnitt an sich selbst spüren. Dabei empfand er nicht einmal Schmerzen, es war, als ob er betäubt gewesen wäre, aber er hörte jeden Schnitt in seinem Fleisch knirschen. Auf eigenen Wunsch wurde er an einen anderen Arbeitsplatz versetzt. Aber nun hatte er Angst vor den Maschinen und Geräten.

Manche Erlebnisse der Patienten können von ihnen losgelöst und einer anderen Person zugeschrieben werden. So glauben sie häufig, daß Stimmen, die sie hören, auch von anderen in gleicher Weise gehört werden. Oder ihre Gedanken werden von einer anderen Person gedacht.

Häufig kommen Transformierungen der Persönlichkeit vor: sie sind Napoleon und gleichzeitig sie selbst, manchmal existiert die frühere Persönlichkeit überhaupt nicht mehr. Nicht immer muß es sich bei diesen Transformierungen um eine prominente Persönlichkeit handeln, häufig schlüpfen sie in die Haut einer anderen Person aus dem Bekanntenkreis und identifizieren sich mit ihr. Diese Veränderungen der Person, die Berichte darüber, welche von ihnen was erlebt hat, werden gelegentlich auch durch eine andere Sprache markiert. So imitieren sie in den Berichten Stimme und Wortwahl der Person, sprechen dann wieder in ihrem eigenen Tonfall.

Störungen der Gefühlswelt: Affektstörungen

„Jeder Sinneseindruck, der die Schwelle des Bewußtseins überschreitet, erzeugt in unserem Inneren außer der Wahrnehmung eine eigentümliche Veränderung des Seelenzustandes, die wir als Gefühl bezeichnen" (Kraepelin, 1903). Unsere Gefühle sind das Ergebnis der Auseinandersetzung der eigenen Person mit den Reizen der Außenwelt und die Stellung, die wir dazu beziehen. Der Begriff der Affektivität umfaßt aber nicht nur das Gefühls- und Gemütsleben, auch die Triebhaftigkeit gehört dazu. So sind Erleben von Lust, Unlust, Freude, Trauer und Zorn ebenso Aspekte der Affektivität wie Liebe, Ehrfurcht, Haß und Verachtung.

Diese Affekte erleben wir nicht nur subjektiv, wir teilen sie, meist unbewußt, auch nach außen mit. Mimik, Gestik, Stimme und Körperhaltung lassen unsere Umgebung ahnen, ob wir wütend sind, eher depressiv verstimmt oder ob wir uns freuen. Auch ihr Einfluß auf unbewußte Reaktionen in der Beziehung zu den Mitmenschen ist sehr stark. So sind plötzliches Erröten oder Erblassen Ausdruck des jeweiligen Affektes, auch wenn wir das oft gerne verhindern wollten. Wie sehr die Affektivität Körperfunktionen beeinflussen kann, kennt jeder von sich selbst. Das Herzrasen bei starker Erregung und in Angst sind jedem bekannte Zeichen starker emotionaler Beteiligung.

Gesunde können auf alle Eindrücke mit zahlreichen Gefühlsbetonungen reagieren, die ganze Bandbreite von minimalen bis starken Reaktionen steht uns zur Verfügung. Doch schon in der Verstimmung, vor allem wenn sie länger andauert, und deutlicher noch in der Depression, sind wir in unserer Schwingungsfähigkeit eingeschränkt. Nur noch den traurigen Vorstellungen sind wir zugänglich, wir reagieren überwiegend nur noch mürrisch auch auf Dinge, die uns sonst beglücken würden. Doch diese Phasen sind meist nur kurz, und die Beeinträchtigung ist meist erklärbar.

Ganz anders aber bei den Schizophrenen. Die Gefühlsäußerungen wechseln außerordentlich rasch, ohne Zusammenhang mit der Situation. Schizophrene wirken launenhaft, werden aus Beschimpfungen heraus plötzlich freundlich und dann wieder weinerlich. Die Gefühlsäußerungen stimmen nicht mit der Realität überein. Auch wenn die Kranken ohne Grund in Rage geraten, wenn sie lachen und tanzen, sind sie steif und „unnatürlich“ und hinterlassen im Grunde einen „gefühlskalten“ Eindruck.

Eine besondere Form der gehobenen Stimmung, die keine Fröhlichkeit verbreitet, der „läppische Affekt“, ist charakteristisch für die Schizophrenie. Die Schwingungsfähigkeit, die Anpassung der Gefühlsäußerung an die jeweilige Situation, ist verloren gegangen. Alles wirkt überschießend, entweder übertrieben oder untertrieben, vor allem in Verbindung mit wahnhaftem Erleben oder Halluzinationen.

Depressive Verstimmungen, also Niedergeschlagenheit, Verlangsamung und ein Gefühl der „Gefühllosigkeit“ treten häufig auf und führen vor allem am Beginn, wenn charakteristische andere Zeichen noch nicht ausgeprägt sind, zu Verwechslung mit der Melancholie. Doch die Qualität der depressiven Verstimmungen ist eine andere, sie ist geprägt von Ratlosigkeit und Anlehnungsbedürfnis. Anders als bei wirklich depressiven Patienten gelingt es häufig, sie aus dieser Stimmung zu lösen, sie schwanken zwischen traurig, „läppisch“, weinerlich und aggressiv.

Angst, oft nur ein unbestimmtes Gefühl, oft auch wegen Vorgängen, die uns unbegründet erscheinen, ist vor allem am Anfang der Schizophrenie häufig. Aber auch die Schilderungen solcher Zustände können wir nicht nachvollziehen. So schilderte ein Patient:

„Ich saß in meiner Wohnung, mit einer Angst, die ich nicht mehr kontrollieren konnte. Ich war völlig in Panik, nur deshalb, weil ich beobachtete, wie meine Katze aus dem Fenster blickt.“

Die charakteristischste Veränderung des Affektes in der Schizophrenie ist die Parathymie, der inadäquate Affekt. Dabei stimmen Ausdruck, Stimme, Gestik und Mimik nicht mit dem überein, was der Patient erlebt oder sagt. So kann der Patient mit schallendem Gelächter berichten, daß seine Mutter gestern verstorben sei, oder er erzählt kichernd davon, wie sehr er sich vor seinen Peinigern und Verfolgern fürchte.

Der inadäquate Affekt, der offensichtlich macht, wie sehr die Einheit des Erlebens, die Zusammengehörigkeit von innerem Befinden und Äußerung gestört ist, gehört zu den Grundsymptomen der Schizophrenie. Die Affekte und ihre Äußerungen haben ihre Einheit verloren.

Ein weiterer wichtiger Vorgang, die Nivellierung der Gefühlswelt, das Abflachen des Affektes ist zumindest am Beginn weniger spektakulär. Doch diese Veränderungen beginnen recht früh, unbemerkt schleichen sie sich ein. Der Kranke verliert sein Einfühlungsvermögen für andere, er kann sich nicht mehr vorstellen, wie andere fühlen und denken. Zu sehr ist er auf sich konzentriert. Man kann in diesem Zustand auch daran denken, daß es sich um eine Depression handelt, auch Depressive verlieren das Interesse an den Mitmenschen, wirken zunehmend in sich gekehrt und versteinert.

Bei weiter fortschreitender Krankheit kann diese Abflachung oder Abstumpfung der Gefühle das herausragendste Merkmal werden. Bei den schweren Formen und in späteren Stadien der Erkrankung treten übertriebene Gefühlsäußerungen selten auf. Es dominieren zunehmende Steifigkeit und Modulationsarmut, im Extremfall wirken die Kranken apathisch oder vollkommen gleichgültig. Früher wurde dieser Zustand als „gemütliche Verblödung" bezeichnet (Bleuler, 1911). Doch die Kranken sind keineswegs „verblödet", sie sind sich dieser Gefühlsarmut bewußt und leiden darunter.

Wenn man einen guten Kontakt zu diesen Patienten hat, zeigt sich, daß der Affekt nicht völlig erloschen ist, nur die Äußerungen der Gefühlsregungen sind deutlich reduziert, wie gesperrt. Gemeinsam mit dieser Abflachung des Affektes kommt es häufig zu Bewegungsarmut, Antriebsverminderung und auch zur Verarmung der Sprache.

Vor allem seit der Einführung der Neuroleptika zur Behandlung der Schizophrenie wird immer wieder diskutiert, ob diese Abflachung des Affektes als eine der Nebenwirkungen der Medikamente zu betrachten ist. Und die meisten dieser Substanzen haben tatsächlich eine beruhigende Wirkung und können einen ähnlichen Zustand hervorrufen (darauf wird in dem Kapitel „Behandlung" näher eingegangen). Doch die affektiven Symptome der Schizophrenie waren schon lange bekannt, ehe diese Substanzen zum ersten Mal eingesetzt wurden.

Ambivalenz und Autismus

Schon der Gesunde kennt das Gefühl der „zwei Seelen" in seiner Brust. Er fürchtet ein Ereignis und sehnt es gleichzeitig herbei, er liebt und haßt gleichzeitig. Doch wir haben gelernt, mit diesen ambivalenten Gefühlen umzugehen, und beziehen in diesen Prozeß die Wertung eines Sachverhaltes mit ein. Wir lieben weniger wegen der uns offensichtlichen negativen Eigenschaften und hassen weniger wegen der guten Eigenschaften.

Der Schizophrene kann beide Strebungen nicht zusammenbringen. Er liebt und haßt nebeneinander mit der gleichen Intensität, beide Gefühle beeinflussen sich gegenseitig nicht. Sie können so beziehungslos nebeneinander bestehen, wie es beim nicht Erkrankten unmöglich ist. Gleichzeitiges Lachen und Weinen ist eine der Erscheinungen der schizophrenen Ambivalenz. Sie erstreckt sich jedoch nicht nur auf das Gefühlsleben, sondern ist auch bei Handlungen zu beobachten. So kann er hin- und hergerissen sein, zwischen seinen zwei Strebungen, er geht einen Schritt vor und wieder zurück.

Auch der Autismus ist wie die Ambivalenz ein Grundsymptom der Schizophrenie. Autismus bedeutet: Verlust des Kontaktes mit der Wirklichkeit, Ich-Versunkenheit. Die Kranken leben in ihrer eigenen Welt voller Wahnvorstellungen und Gedanken, wirken von der Umwelt abgekapselt, sind oft nur noch schwer aus ihrer Traumwelt zu reißen.

Störungen der Bewegung und des Antriebs: katatone Symptome

Der Krankheitsprozeß Schizophrenie kann neben all den anderen Störungen auch Veränderungen der Motorik und des Antriebs hervorrufen. Eine Verlangsamung des gesamten Bewegungsablaufes, ausfahrende, wie unkoordiniert wirkende Bewegungen, eine gewisse Plumpheit und Ungeschicklichkeit fallen auf. Auch andere spezielle, unwillkürliche Bewegungsabläufe, die wir nicht bewußt steuern, wie das Blinzeln, können gestört sein. Oft läßt sich nicht erklären, warum der Gesichtsausdruck eines Schizophrenen uns fremd erscheint. Erst wenn wir genau die Mimik beobachten, fällt auf, daß sie uns mit starren Augen, fast ohne Lidschlag, betrachten.

Verlust von Spontaneität und Initiative, eine Verlangsamung in allen Reaktionen und Bewegungen sind Ausdruck von Veränderungen der Aktivität. Das Interesse an der eigenen Person, aber auch an der Umwelt, nimmt ab, die Erkrankten sind ohne Schwung und Frische, sie reagieren auf Reize von außen lustlos und scheinen handlungsunfähig in Dingen, die die eigene Person betreffen.

Die Verminderung des Antriebs ist eng mit der Gefühlslage verbunden und nicht nur ein Zeichen für Schizophrenie. Sicherlich sind jedem Gesunden solche Phasen bekannt, in denen sowohl der Antrieb als auch das Interesse völlig erlahmen. Auch bei anderen psychischen Störungen wie der Depression oder organischen Erkrankungen des Gehirns gehören Veränderungen des Antriebs und der Aktivität zu den wichtigen Symptomen. Diese an sich eher uncharakteristischen Zeichen können nun bei der Schizophrenie erheblich, bis zu katatonen Symptomen gesteigert sein. Die Katatonie kennzeichnet ein Krankheitsbild, das überwiegend durch Störungen der willkürlichen Bewegungen, der Bewegungen, die wir bewußt steuern, gekennzeichnet ist. Die Symptomatik umfaßt zwei entgegengesetzte Formen, den katatonen Stupor und den katatonen Erregungszustand.

Im katatonen Stupor verharrt der Erkrankte nahezu bewegungslos. Er spricht, ißt oder trinkt nicht und befolgt keine Aufforderungen. In solchen Phasen muß er wie eine Puppe an- und ausgezogen werden, er wird gefüttert oder mit der Sonde ernährt. Es ist ein Zustand, der einer Betäubung nicht unähnlich ist und unter Umständen sogar mit Bewußtseinstrübung einhergehen kann. Aus Berichten der Patienten wissen wir aber, daß sie auch im Stupor hören, sehen und alle Vorgänge in der Umgebung registrieren. Sie empfinden diese psychomotorische Starre als besonders quälend, vor allem dann, wenn sie von Wahn, Halluzinationen und Angst beeinflußt sind und sich nicht mehr äußern, handeln oder fliehen können.

Früher konnte man in den Nervenkliniken häufiger Patienten beobachten, die über Stunden, manchmal wochen- oder monatelang bewegungslos in einer bestimmten Haltung verharrten. Oft geschah das in Positionen und Verrenkungen, die Gesunden nur für ganz kurze Zeit möglich wären. Ein Beispiel dafür ist das Stehen auf den Zehenspitzen, das andere Bein und beide Arme weit vom Körper weg gestreckt. Falls in dieser Phase der psychomotorischen Starre ein Körperteil, wie zum Beispiel der Arm, passiv bewegt wird, kann diese neue Position wieder über Stunden aufrecht erhalten werden. Dieses Symptom wird als „wächserne Biegsamkeit" bezeichnet.

Nicht nur eine Verminderung der Bewegung, die Hypokinese, sondern auch das Gegenteil, starke Unruhe und Erregung (Hyperkinese), gesteigert bis zum katatonen Erregungszustand kommen vor. Die Erkrankten sind dann ständig in Bewegung, springen, machen Kniebeugen, laufen auf und ab, schlagen sich dabei auf die Brust. Sie sind geradezu im Bewegungssturm und kommen keinen Augenblick zur Ruhe. Es sind jedoch keine Handlungen, die irgendeinen Sinn ergeben würden. Aggressive Handlungen sind in diesen Phasen besonders häufig. Die Kranken zerstören alles, was sich ihnen in den Weg stellt, schlagen sowohl Mitmenschen als auch sich selbst. Auch in solchen Augenblicken eines Bewegungssturms kann das Bewußtsein getrübt sein.

Zu den katatonen Symptomen gehören auch die Stereotypien. Es handelt sich dabei um gleichförmige Wiederholungen von Worten, einfachen Bewegungen oder auch eher komplizierten Handlungsabläufen. Es kommt zu eigenartigen Ritualen, wie beständigem Gehen im Kreise, Grimassieren, wiederholtem Kopfnicken, oder dazu, daß der Kranke eine Tür nur rückwärts durchschreitet. Diese Stereotypien wirken nicht nur unsinnig, auch die Patienten selbst haben meist keine schlüssige Erklärung für ihre Handlungen.

Wenn gewisse Bewegungen immer wieder durchgeführt werden, in ungünstigen Fällen über Jahre, dann können schwere körperliche Schäden auftreten. Ständiges Reiben des Daumens kann so schwere Hautverletzungen verursachen, daß die Hände verbunden werden müssen. Haltungsstereotypien wie das permanent wiederholte Beugen des Oberkörpers führen zu schweren Verkrümmungen der Wirbelsäule und Haltungsschäden, die dann kaum noch zu behandeln sind.

Weitere katatone Symptome sind der Negativismus und die Befehlsautomatie. Unter Befehlsautomatie versteht man den blinden Gehorsam gegenüber der Aufforderung zu Handlungen. Diese Befehle werden auch gegen den eigenen Willen der Kranken ausgeführt. Meist handelt es sich dabei nicht um komplizierte Handlungen, die Befehlsautomatie kann auch in bloßem Nachmachen oder Nachsprechen dessen bestehen, was sie sehen und hören. Konkrete Befehle sind in diesem Fall nicht erforderlich. Befehlsautomatie läßt sich relativ häufig beobachten.

Das scheinbare Gegenteil der Befehlsautomatie ist der Negativismus. Negativistische Patienten tun immer genau das Gegenteil dessen, was von ihnen verlangt wird. Der Patient wird zum Beispiel um ein Gespräch mit dem Arzt bitten, sich jedoch umdrehen und weglaufen, sobald dieser sich ihm zuwendet.

Katatone Symptome treten vereinzelt, in mäßiger bis starker Ausprägung, aber auch in Kombination auf. Vor allem bei chronisch verlaufenden Formen der Erkrankung sind schwere Antriebsstörungen, Stereotypien der Bewegung, Grimassieren, Negativismus und Befehlsautomatismus oft zu beobachten. Schwere Formen wie der katatone Stupor und Hyperkinese können Minuten, Stunden, aber auch Wochen und Monate andauern. Sie stellen immer eine für den Patienten bedrohliche Situation dar.

Früher waren schwere katatone Störungen wesentlich häufiger zu beobachten als heute. Die seltsamen Verrenkungen, die Starre, aber auch die Erregungsausbrüche gehörten zu den charakteristischen und furchtbaren Bildern der großen Nervenkliniken. Durch die intensivere Pflege der Erkrankten, durch die Behandlung mit Medikamenten läßt sich der Schweregrad deutlich vermindern oder zumindest die Dauer dieser Phasen erheblich verkürzen.

Aspekte von außen

Erst Mitte des letzten Jahrhunderts wurden erstmals einzelne Merkmale dessen, was wir heute als Schizophrenie bezeichnen, von französischen und deutschen Psychiatern wissenschaftlich beschrieben. Man sprach unter anderem von paranoiden und katatonen Zustandsbildern und betrachtete sie als getrennte Krankheiten. Es war das Verdienst Emil Kraepelins, trotz aller offensichtlichen Unterschiede die Gemeinsamkeiten dieser Zustandsbilder zu erkennen, zu einer Krankheit zusammenzufassen und sie von anderen Arten des „Irreseins“ abzugrenzen. Er bezeichnete das Leiden, das im jungen Lebensalter ohne äußere Ursache beginnt und seiner Meinung nach unweigerlich in eine Form der Demenz mündete, als „Dementia Praecox“, vorzeitige „Verblödung“.

Doch schon sehr bald wurde deutlich, daß die Krankheit nur bei wenigen diesen schweren Ausgang nimmt. Auch wenn diese Kranken in ihren intellektuellen Leistungsfähigkeiten erheblich beeinträchtigt scheinen, so hat deren „Demenz“ doch keinerlei Ähnlichkeit mit der „Geistesschwäche“, die sich im höheren Alter oder bei nachweisbaren Gefäßprozessen im Gehirn beobachten lassen.

Da die Bezeichnung „Demenz“ also unzutreffend war, mußte ein neuer Begriff geschaffen werden, der die unterschiedlichen psychopathologischen Zustandsbilder zusammenfaßte und besser charakterisierte. Eugen Bleuler prägte 1911 den Namen Schizophrenie, weil er in einer Assoziationsstörung, einer Spaltung psychischer Funktionen das hauptsächliche, dem Leiden zugrunde liegende Defizit sah. Doch er verstand die Krankheit nicht als Einheit und machte die große Variationsbreite deutlich, indem er sie nicht als die Krankheit Schizophrenie bezeichnete, sondern als Gruppe der Schizophrenien.

Wenn wir heute eher salopp über „die Schizophrenie" sprechen, dann ist dem Psychiater bewußt, daß sich dahinter verschiedene Formen der Krankheit verbergen, die in den Symptomen und im Verlauf völlig unterschiedlich sind. Im populären Denken wird dagegen mit dem Begriff das assoziiert, was der Volksmund als „Verrücktheit" versteht, nämlich Wahn, Halluzinationen, ungereimte Gedanken, Erregung und oft auch Aggression.

Doch die Schizophrenie hat viele Gesichter. Die in den vorangegangenen Kapiteln beschriebenen Symptome treten in unterschiedlicher Ausprägung und Kombination auf. Manchmal sind sie diskret und kaum als solche zu erkennen, dann wieder so deutlich, daß sie sich nicht übersehen lassen. Dabei ist der für den Nichtfachmann offensichtliche Grad der Ausprägung nicht unbedingt ein Maß für die Schwere der Erkrankung. Man ist nicht „sehr schizophren", wenn man ein blühendes Wahnsystem aufbaut und nur noch völlig unverständlichen „Wortsalat" spricht, oder nur ein „bißchen schizophren", wenn die Verarmung des Denkens und die Affektstarre im Vordergrund stehen und der Kranke damit nicht besonders „auffällt".

Daraus läßt sich bereits erkennen, daß nicht alle Symptome die gleiche Wertigkeit haben. Insbesondere die oft weniger aufsehenerregenden unter ihnen, wie Störungen der Affektivität, Ich-Störungen, Autismus, Ambivalenz und Denkverarmung gehören zu den elementaren Veränderungen der Schizophrenie, den sogenannten „Grundsymptomen". Sie beeinträchtigen oft schon in den Vorstadien der Erkrankung das Leben erheblich, führen zur Verminderung der Leistungsfähigkeit und Einbußen in allen sozialen Bereichen.

Manche anderen Symptome dagegen, die uns Schizophrenie so eklatant werden lassen, wie Wahn und Sinnestäuschungen, gehören zu den zusätzlichen, den „akzessorischen" Symptomen. Sie sind vor allem in den akuten Phasen, den „Episoden", besonders ausgeprägt und gehen häufig mit starker innerer Unruhe oder Angst einher. In der Bezeichnung „akzessorisch" ist beinhaltet, daß diese Symptome sich wenig zur eindeutigen Charakterisierung der Schizophrenie eignen.

Nicht ganz ohne Grund wurden früher die paranoiden, hebephrenen und katatonen Zustandsbilder als getrennte Krankheiten betrachtet, denn auf den ersten Blick scheinen sie wenig miteinander zu tun zu haben. Wenn man von den Gemeinsamkeiten, also den Grundsymptomen absieht, dann herrscht bei jedem von ihnen ein ganz bestimmter Komplex von Symptomen, ein Syndrom, vor, nach dem das Zustandsbild bezeichnet wurde. Doch diese Trennung nach Syndromen läßt sich nicht strikt einhalten, denn sie gehen ineinander über oder treten im zeitlichen Wechsel auf. So fehlen zum Beispiel bei einem Kranken mit hebephrener Schizophrenie selten paranoid-halluzinatorische Phasen in den akuten Episoden, oft sind sie sogar über Wochen dominierend.

Dennoch gilt diese Unterteilung im wesentlichen bis heute und hat sich im klinischen Alltag bewährt. Auch wir bedienen uns noch der Begriffe paranoid-halluzinatorische, katatone, hebephrene Schizophrenie und Schizophrenia simplex, um die vorherrschende Symptomatik kurz und prägnant zu beschreiben und zumindest einige Hinweise auf den möglichen weiteren Verlauf geben zu können.

Wegen der vielfachen Überschneidungen ist aber vor allem die psychiatrische Forschung bemüht, andere Charakteristika zu bestimmen, die uns einzelne Subtypen präziser erfassen lassen. Schon seit einigen Jahren wird weniger von paranoider oder hebephrener Schizophrenie gesprochen, sondern immer häufiger vom sogenannten „Überwiegen produktiver" oder „negativer" Symptome. Die „produktiven Symptome" sind gekennzeichnet durch Wahn, Halluzinationen, ausgeprägte Denkstörung und Steigerung des Antriebs. Bei Patienten mit „negativen Symptomen" dominieren vor allem die Veränderungen des Affektes mit Gefühlsverflachung, Apathie, sozialem Rückzug, Gedankenverarmung, verlangsamter Bewegung und insgesamt erheblicher Antriebsverminderung. Produktive und negative Symptome lassen sich bei allen Formen der Schizophrenie beobachten und müssen so nicht einem bestimmten Subtyp zugeordnet werden, das also ist das Gemeinsame. Der Unterschied besteht darin, daß in einem Fall eher die produktiven, im anderen eher die negativen Symptome dominieren.

Mit dieser Charakterisierung scheint sich auch das Bild hinsichtlich der Prognose etwas besser einordnen zu lassen. Produktive Symptome reagieren in vielen Fällen gut auf die Behandlung. Sie werden rasch durch die antipsychotisch wirkenden Neuroleptika unterdrückt. Negative Symptome stellen nach wie vor ein Problem in der Therapie dar, da sie sich kaum beeinflussen lassen (siehe das Kapitel „Behandlung").

Paranoid-halluzinatorische Schizophrenie

Bei dieser Form der Schizophrenie dominieren Wahn und Halluzinationen, sie stellt das dar, was das populäre Denken im allgemeinen unter Schizophrenie versteht. Die Berichte und Erzählungen der Patienten über ihre Erlebnisse und das, was in ihnen vorgeht, werden mit sehr viel Dynamik vorgetragen. Sie fühlen sich gesteuert, beeinflußt, abgehört und bedroht. Die Gedankengänge werden zerfahren und sprunghaft. In der akuten Phase der Erkrankung haben die Kranken meist von allem ein bißchen zu viel: sie sind zu laut, zu aktiv, zeigen schwer nachvollziehbare Gefühlsausbrüche, wirken „wie von Dämonen besessen". Die produktiven Symptome sind dann so dominierend, daß die Grundsymptome dagegen scheinbar in den Hintergrund treten.

Für die Umgebung scheint die Krankheit manchmal sehr rasch auszubrechen. Oft kann sogar von den Angehörigen oder den Patienten selbst ein bestimmter Anlaß „vor wenigen Tagen" angegeben werden, anläßlich dessen die „Spinnerei" begann. Dieser akute Beginn, mit rasch und bewußt einsetzenden Wahnideen, ist jedoch selten. Wenn man sehr genau nach den ersten Anzeichen und Veränderungen fragt, finden sich meist bereits während eines unterschiedlich langen Vorstadiums unspezifische Symptome, die nicht sofort an eine Psychose denken lassen. Unbestimmte Ängste, das Gefühl, daß etwas vorgehe, beherrschen das Initialstadium, das dann tatsächlich innerhalb von Tagen in die akute, sogenannte produktive Phase übergehen kann.

Falldarstellung: Matthias hatte eine Karriere bei der Bundeswehr vor Augen. Er war gerne bei der Truppe, das etwas rauhe, kumpelhafte Leben gefiel, behagte ihm. Mit 28 Jahren fühlte er sich zum ersten Mal überlastet. Er glaubte, sich nichts mehr merken zu können, war lustlos, niedergedrückt. Nach kurzer Zeit fühlte er sich wieder leistungsfähig und hatte diese Phase rasch vergessen.

Ein Jahr später trat ein ähnlicher Zustand auf. Er wurde in eine andere Stadt versetzt, dort war ihm die Belastung zu viel. Da er Angst hatte, alles verkehrt zu machen, konnte er gar nicht mehr arbeiten. Vor allem wegen der Angstzustände wies man ihn in ein Nervenkrankenhaus ein. Weder die klinische Untersuchung noch die psychologische Testung ergaben einen Anhaltspunkt für eine Krankheit. Da nach wenigen Wochen sein altes Wohlbefinden wiederhergestellt schien, wurde er wieder entlassen.

Doch nun dauerte es nicht lange, bis er selbst Veränderungen bemerkte. Er fühlte sich geradezu großartig, war aktiv wie nie zuvor und auf jedem Gebiet in „Topform". Gott lenkte und leitete ihn, alles lag in dessen Hand. Im Kasino hielt er Predigten, verkündete nahezu täglich, daß der Messias zu Pfingsten kommen würde. Doch man lachte ihn nur aus und sagte, er sei ein Spinner. Als er in seinen Predigten immer drängender wurde, kam er wieder in ein Nervenkrankenhaus.

Hier kam es, zwei Jahre nach den ersten Konzentrationsstörungen, zum vollen Ausbruch der Krankheit. Er selbst hielt sich für den Messias, war nicht mehr bloß sein Handlanger. Herrisch schritt er über die Station, befahl den Schwestern, alle Blumen für ihn zusammenzutragen. Er weigerte sich, am gemeinsamen Mittagstisch teilzunehmen, wenn nicht zehn Kerzen um sein Gedeck herum aufgestellt wurden. Bald sah er auf der Station nur noch Personen des kirchlichen und karitativen Lebens um sich. Mutter Theresa war ebenso anwesend wie Theresa von Avila. Tag und Nacht arbeitete er an einem Manuskript. Auf die Frage, was ihn so beschäftigt halte, brummte er nur, er müsse den Prozeß der Jungfrau von Orleans wieder aufrollen und werde sie freisprechen.

Doch dieses Hoch hielt nicht lange an. Er wurde gereizt, kommandierte Mitpatienten wie Pflegepersonal herum. Immer häufiger brüllte er unverständliche Sätze über den Gang und geriet in Rage, wenn seine ins Leere gerichteten Anweisungen nicht befolgt wurden. Plötzlich verlangte er die Verlegung auf eine andere Station, diese sei ihm zu laut. Er beklagte sich darüber, daß ihn die Mitpatienten verhöhnten und ihn auslachten. Obwohl er ein Einzelzimmer habe, kämen sie sogar in sein Zimmer, säßen unter dem Tisch und mokierten sich über ihn.

Unter der medikamentösen Behandlung klang die akute Symptomatik rasch ab. Nach drei Monaten wurde er entlassen und nahm kurz darauf seine Arbeit wieder auf, diesmal allerdings in relativ untergeordneter und isolierter Position. Die ihm verordneten Medikamente setzte er bald ab, irgendwie behinderten sie ihn. Er fühlte sich müde, wie „erschlagen".

Doch auch ohne Medikamente fühlte er sich nicht frischer. Wieder machte er sich Gedanken darüber, daß Gott alles lenke, doch nun habe sich alles gegen ihn gerichtet. Gott fange an, ihn zu bestrafen für die Schuld, die er auf sich gerichtet habe, indem er glaubte, der Messias zu sein. Wieder steuerte Gott alles, sein Fühlen, Denken und Handeln. Leute begannen ihn auf der Straße „anzufassen", auch seine Kameraden sahen ihn so eigenartig an, daß er deren Blicke wie Stiche überall auf der Haut spürte.

Zu allem Überfluß schickte Gott ihm die Stimme des Teufels, oder waren es doch Engel, die zu ihm sprachen, er solle doch dieses unwürdige Leben beenden, nur dann könne er in Gottes Gnaden wieder aufgenommen werden. Er versuchte, sich mit den Tabletten, die er nicht mehr genommen, aber immer noch zu Hause hatte, das Leben zu nehmen – und wurde wieder in die Nervenklinik eingeliefert.

Schizophrenien mit überwiegend paranoid-halluzinatorischer Symptomatik beginnen meist zwischen dem 30. bis 40. Lebensjahr und damit später als andere Formen. Bei Frauen kann es auch nach dem vierzigsten Lebensjahr noch zur ersten Manifestation kommen, doch diese Fälle sind wesentlich seltener. Sie verlaufen häufig in mehr oder weniger deutlich voneinander abgrenzbaren Episoden, das heißt schubweise. Da zwischen den akuten Episoden die Symptome weitgehend in den Hintergrund treten können, bleiben viele dieser Patienten häufig über lange Zeit noch arbeitsfähig und sind sozial integriert.

In einigen Fällen bleibt es sogar bei einer einmaligen Erkrankung. Bei der Mehrzahl der Fälle ist die Schizophrenie jedoch nicht verschwunden oder geheilt, es kommt zu kontinuierlich fortschreitenden, leichten bis ausgeprägten psychischen Veränderungen. Auch die paranoide Schizophrenie kann chronisch werden, dann fehlen die eindeutig abgrenzbaren Phasen, die negativen Symptome treten mehr in den Vordergrund, aber auch Wahn und Halluzinationen persistieren und sind durch die Behandlung nur noch wenig zu beeinflussen.

Katatone Schizophrenie

Diese *motorische Form* der Schizophrenie, die *Katatonie,* in deren Krankheitsbild Antriebs- und Bewegungsstörungen vorherrschen, verläuft meist akut. Sie beginnt relativ plötzlich, mit dramatischen Symptomen, entweder mit Erregung, starker Unruhe, Gereiztheit und Aggressivität oder mit Erstarrung, dem katatonen Stupor. Neben den Grundstörungen sind auch Wahn und Halluzinationen vorhanden, sie treten jedoch im Vergleich zu den katatonen Symptomen deutlich in den Hintergrund.

Der Verlauf der akuten Katatonie, die in zahlreichen Episoden auftritt, ist eher günstig. Die Dauer der einzelnen Krankheitsphasen ist relativ kurz, die Symptome sprechen meist gut auf die Behandlung mit Medikamenten an. Obwohl eine ausgeprägte Neigung zu immer wiederkehrenden Phasen besteht, sind die Veränderungen der Persönlichkeit meist nicht so gravierend wie bei anderen Formen der Schizophrenie.

Katatone Symptome sind jedoch nicht nur auf diese Untergruppe beschränkt. Vor allem bei chronisch verlaufenden Formen der paranoid-halluzinatorischen Schizophrenie, die über viele Jahre andauern, sind katatone Symptome wie Grimassieren, Stereotypien und Negativismus fast immer zu beobachten.

Schizophrenia simplex

Hier setzt die Krankheit fast unmerklich ein, oft schon in der Pubertät. Auch der Verlauf ist wenig dramatisch, da Wahn und Halluzinationen meist völlig fehlen. Allmählich und über lange Zeit, für die Umgebung kaum festzustellen, entwickeln sich die Grundsymptome der Schizophrenie. So werden aus hoffnungsvollen Talenten stille Versager, und niemand kann sich erklären, warum. Wenn sie endlich einen Arzt aufsuchen, sind sie meist schon viele Jahre krank.

Patienten mit Schizophrenia simplex zeichnen sich aus durch Antriebslosigkeit, Zurückgezogenheit, sie haben keine Interessen und Neigungen mehr. Die beruflichen Fähigkeiten sind fast vollständig zum Erliegen gekommen und die mitmenschlichen Beziehungen verkümmert. Die Krankheit verläuft langsam fortschreitend und führt zum völligen „Versanden“ der Persönlichkeit.

Falldarstellung: Uwe war immer schon eher ein Einzelgänger, doch sehr phantasievoll und als ausgezeichneter Schüler bei allen Lehrern beliebt. Seine große Stärke und Liebe war das Schreiben, sein Wortschatz und die Gewandtheit seiner Formulierungen wurden von den Lehrern allgemein gelobt. Bereits mit 12 verfaßte er kleine Romane, die er mit Zeichnungen und Karikaturen ausschmückte. Er war der typische „Einserschüler“ und Mustersohn. Nie war er laut oder grob, den Kontakt mit Gleichaltrigen vermied er, nur mit wenigen älteren Jungen hatte er Kontakt, ohne daß es sich dabei um Freundschaften handelte.

Mit 14 Jahren begannen seine schulischen Leistungen abzunehmen, Bewegungen und Sprache verlangsamten sich, er grübelte viel, blickte stundenlang vor sich hin, vernachlässigte die Körperpflege und zog sich nur noch schwarz an. Die Mutter fand rasch eine plausible Erklärung für die Veränderungen in der Pubertät. Mit viel Geduld und Zuneigung versuchte sie, auf ihren einzigen Sohn einzugehen und ihm zu helfen.

Doch es wurde nicht besser. Die 9. Klasse mußte er zweimal wiederholen und die Schule wechseln, da er den Anforderungen eines humanistischen Gymnasiums nicht mehr gewachsen war. Mit 17 Jahren gelang es ihm schließlich mit Mühe, einen Hauptschulabschluß abzulegen. Danach verließ er das Haus kaum noch.

Obwohl die Eltern vermehrt in ihn drangen, war nur wenig zu erfahren: Er fühlte sich gelegentlich so leicht, daß er spüre, wie er vom Boden abhebe. Die Welt sei unwirklich, wie eine Kulisse. Auffallend waren immer häufiger auftretende Phasen großer Spannung, in denen er zwar bewegungslos, aber mit geballter Faust und fest zusammengebissenem Kiefer stundenlang in einer Ecke saß. Da er nun oft ein Pochen am Halsansatz spürte, gewann er langsam die Überzeugung, er leide an einem Tumor. Immer wieder traten so heftige Angstzustände auf, daß die ratlosen und völlig verunsicherten Eltern den Notarzt rufen mußten. Da keine organische Ursache festgestellt wurde, entschloß sich die Familie endlich, einen Psychiater zu konsultieren, was Uwe nahezu willenlos über sich ergehen ließ.

Meinem Kollegen beschrieb er seinen Zustand damit, daß er in den vergangenen 5 Jahren gar nicht gelebt habe. Es war ihm wohl bewußt, daß es keine Hobbies, keine Interessen und auch keine Handlungen mehr gab, doch er konnte nicht dagegen ankämpfen. Er verlasse das Haus nicht mehr, draußen sei ihm alles zu hell, zu wild und mache ihm Angst. Er liege in seinem Zimmer, Fernsehen und Radio liefen parallel die ganze Nacht, tagsüber schlafe er. Mittlerweile sei auch er davon überzeugt, daß er psychisch krank sei, doch was könne er schon dagegen tun und wozu auch?

Hebephrenie

Auch die *hebephrene Form* beginnt im Pubertäts- bis frühen Erwachsenenalter. Die Bezeichnung „hebephren“ beinhaltet vor allem eine „läppische“ Grundstimmung, eine Verflachung des Affektes sowie gelegentliche Enthemmung. Ähnlich wie bei der Schizophrenia simplex ist auch bei der Hebephrenie die Prognose im allgemeinen ungünstig. Es kommt zu rasch fortschreitenden Veränderungen der Persönlichkeit, nur geringer „Gesundung“ zwischen den einzelnen Episoden, falls diese sich überhaupt noch klar unterscheiden lassen. Auch bei späterem Krankheitsbeginn mit primär paranoid-halluzinatorischer Symptomatik kann sich rasch eine „hebephrene Form“ entwickeln.

Charakteristisch für diese Psychose sind vor allem der rasche Wandel zwischen psychotisch-unangepaßtem und normal-angepaßtem Verhalten und die heiter-läppische Grundstimmung. Diese Kranken sind oft flegelhaft, albern, unverschämt und distanzlos, dann wieder höflich, einsichtig und hilfsbereit. Obwohl Wahn und Halluzinationen nicht im Vordergrund stehen, treten diese Symptome phasenweise immer wieder auf.

Falldarstellung: Toni, 22 Jahre, kommt mit seiner Mutter in die Klinik. Er ist sehr ungehalten und gereizt, versteht nicht, warum er hierher gebracht wird, wo er sich doch um sein Abitur kümmern muß. Er wirkt ungepflegt, das strähnige Haar hängt ihm ins Gesicht. Ehe er sich bereit erklärt, mit dem Arzt zu sprechen, will er sich „erst mal“ die Station genau betrachten. Seine Mutter soll in der Zwischenzeit mit dem Arzt sprechen.

Die Mutter berichtet, daß ihr schon seit einigen Monaten aufgefallen sei, daß Toni sich veränderte. Es kam ihr vor, als ob ihn „etwas jagen würde“; keine Sekunde konnte er ruhig sitzen. Was immer er begann, er brach es sofort wieder ab. Außerdem sei er richtig „läppisch“ geworden; oft lache er grundlos, doch es sei kein fröhliches Lachen, eher eines, das ihr Angst mache. Aber Toni gab keine Antwort auf die Fragen, er schnauzte sie höchstens an, sie solle ihn doch in Ruhe lassen. Obwohl sie gegenüber seinem Verhalten immer ratloser wurde, unternahm sie nichts, bis der Direktor der Schule anrief und ihr dringend riet, mit ihrem Sohn zum Nervenarzt zu gehen. Er beklagte sich darüber, daß Toni nicht mehr am Unterricht teilnehme und ganz entgegen seinem früheren Verhalten „frech und ungezogen" sei. Er lache grundlos, sei eigentlich seit einem Jahr nicht mehr ansprechbar.

Auf die Frage meines Kollegen, ob es bei Familienangehörigen ähnliche Störungen geben würde, berichtete die Mutter, daß ein Sohn ihres Mannes aus erster Ehe psychisch schwer krank sei. Wenn nun die Lehrer bei ihrem Sohn schon eine Nervenkrankheit und nicht nur Faulheit annähmen, dann befürchte sie auch für ihr Kind das Schlimmste.

Toni war bereit, in der Klinik zu bleiben. Er war weiterhin dysphorisch, unfreundlich, zappelig, stand plötzlich auf und untersuchte den Stuhl von unten, als ob er etwas suche. Das wenige, was er sagte, ergab kaum Sinn, kein Satz wurde beendet. Zumindest soviel war zu erfahren: Er fühlt sich nicht krank, ist aber bereit zu bleiben und mit einer Behandlung einverstanden.

Am nächsten Tag berichtete er lächelnd, daß er schon seit einem Jahr aus dem Radio Mickey Maus-Stimmen hört, die nur ihm alleine gelten. Sie kommentieren jede seiner Handlungen und unterhalten sich über ihn. Auch ist ihm aufgefallen, daß die Körperausdünstung der Menschen enorm zugenommen hat, um ihn zu ärgern.

Fast täglich berichtet er bruchstückhaft über ein anderes Erleben. So sei er vor einem Jahr mit einem Laserstrahl von einem Lastwagen, der am Haus vorbeigefahren war, bestrahlt worden. Seither haben sich die Gedanken verändert, das ist für ihn auch der Grund, warum die Sätze so quer aus seinem Mund kommen.

Nach einigen Tagen Behandlung waren die Denkstörungen wesentlich gebessert. Er versicherte, keine Mickey Maus-Stimmen mehr zu hören, was durchaus glaubhaft war, da er den Kopfhörer seines Walkman nur zum Schlafen abnahm. Doch sein Verhalten auf der Station veränderte sich. Toni wurde zunehmend distanzlos, war umtriebig, albern, aß von den Tellern anderer Patienten. Dann war er wieder bereit, den Schwestern bei der Stationsarbeit zu helfen, spielte mit dem Computer und beschloß plötzlich, sich sofort auf sein Abitur vorzubereiten. Allen seinen Wünschen und Forderungen mußte sofort entsprochen werden, denn nur zu leicht wurde er gereizt und dysphorisch.

Schließlich war er nach mehreren Wochen Behandlung zu motivieren, sich die Lernunterlagen von Schulfreunden zu besorgen und mit den Vorbereitungen auf das Abitur zu beginnen. Er wurde nach Hause entlassen. Acht Monate später bestand er das Abitur mit der Note 3,5.

Er setzte die Medikamente ab, zog zu seiner Freundin und wollte studieren. Noch ehe er darüber nachdachte, was er nun mit dem bestandenen Abitur anfangen konnte, traten wieder Angstzustände auf. Er fühlte sich unruhig, beobachtete Gespräche zwischen seiner Freundin und deren Katze, bemerkte, daß sie sich über ihn unterhielten. Selten stand er vor 3 Uhr nachmittags auf und saß dann nur herum, nicht gewaschen oder gekämmt, oft gereizt, dann wieder freundlich, weinerlich und hilfsbereit.

Als er begann, seine Freundin zu schlagen und die Katze zu quälen, warf die Freundin ihn aus der gemeinsamen Wohnung. Wieder wurde er in die Klinik gebracht, und wieder klangen Wahn und Halluzinationen unter der Behandlung rasch ab. Aber die anderen Symptome blieben. An Studium oder Arbeit war nun nicht mehr zu denken. Von der Klinik aus wurde er in eine therapeutische Wohngemeinschaft vermittelt.

Erste Anzeichen, Verlauf und Prognose

Immer wieder wird darauf hingewiesen, daß bereits bei den ersten Anzeichen einer beginnenden Psychose therapeutisch eingegriffen werden sollte. Auch wenn wir die Krankheit nicht ursächlich behandeln oder heilen können, ließen sich so vor allem die vielen sozialen Beeinträchtigungen reduzieren und oft „das Schlimmste“ verhüten.

Doch wie äußern sich die ersten Zeichen der Schizophrenie? Diese Frage ist vor allem bei Jugendlichen in der Pubertät schwer zu beantworten, denn Änderungen des Verhaltens sind in jungen Jahren schwer zu beurteilen. Nicht alle plötzlich widerborstigen Kinder und Jugendlichen, die unzugänglich, ungezogen oder exzentrisch werden, zeigen erste Symptome der Schizophrenie. Vor allem für die Eltern stellt es immer wieder ein schier unlösbares Problem dar zu beurteilen, bis wann sich diese Symptome noch als „normal" im Rahmen der Entwicklung erklären lassen oder nicht mehr damit vereinbar sind.

Es gibt gewisse Zeichen, die auch bei Jugendlichen darauf hinweisen, daß sich psychische Störungen ausbilden. Stimmungslabilität, Rückzug aus dem familiären Leben, Apathie vor allem, der Verlust des Interesses sollten intensiv beobachtet werden; alarmierend sind auch vielfache Klagen über Schwäche, Schmerzen und Andeutungen über Körperveränderungen. Dann sollte man aufmerksam und wachsam sein und diese Symptome nicht bagatellisieren.

Bei Erwachsenen sind erste Anzeichen besser einzuschätzen als bei Jugendlichen, da deren Persönlichkeit bereits gereift ist und charakteristische Züge angenommen hat. Verdächtig sind etwa eine bisher nicht beobachtete Reizbarkeit, Aggressivität, Klagen über Angstzustände oder Depressionen. Ein Nachlassen der Leistungen, Entschlußunfähigkeit und Vernachlässigung des Äußeren können ebenso erste Anzeichen sein wie der Abbruch der sozialen Kontakte, die zunehmende Isolation.

Doch auch wenn bei Jugendlichen und Erwachsenen deutlich wird, daß es sich um eine psychische Störung handelt, so muß diese nicht von Beginn an als klar diagnostizierbare Schizophrenie einleuchten. Jahrelange Phasen einer Depression oder immer wiederkehrende Angstzustände können vorangehen, ehe es zum Auftreten der charakteristischen Symptome kommt. Bei Mädchen und jungen Frauen zeigen sich gelegentlich erhebliche Störungen im Eßverhalten, von Magersucht mit Nahrungsverweigerung bis zur Bulimie, eine Störung, die durch „Freßattacken" mit anschließendem Erbrechen gekennzeichnet ist.

Falldarstellung: Diana war 15 Jahre alt, als sie zum ersten Mal Haschisch rauchte. Es gehörte eben dazu in ihrer Clique, so rauchte sie täglich, wenn auch ohne besondere Begeisterung. Als sie 18 Jahre alt war, traten wiederholt Angstzustände auf, die sie so eindeutig mit dem Haschisch-Konsum erklären konnte, daß sie abrupt damit aufhörte. Sie bestand ihr Abitur und begann eine Ausbildung als Orthoptistin.

Mit 21 Jahren fand sie sich plötzlich zu dick. Sie begann zu hungern, trank nur noch eiskaltes Wasser. Dann gab es wieder Tage, an denen sie sich mit allem vollstopfte, was sie fand, um es sofort wieder zu erbrechen. Sie wog immer weniger und weniger, was sie mit großer Befriedigung erfüllte. Als sie 22 Jahre alt war, wurde sie zum ersten Mal wegen ihrer Magersucht in eine psychiatrische Klinik eingewiesen. Doch sie wollte nicht bleiben, denn sie fühlte sich zu stark kontrolliert. Bereits nach zwei Wochen verließ sie gegen ärztlichen Rat die Klinik. Zu Hause begann der Kreis rasch wieder von vorne: Essen und Erbrechen. Fast ihr ganzes Geld gab sie für Nahrungsmittel aus.

Mit 23 Jahren kam sie wieder in die Klinik, denn die Angstzustände traten vermehrt auf und waren so heftig geworden, daß sie ohne Hilfe nicht mehr zurechtkam. Immer wieder äußerte sie, daß sie sich am liebsten das Leben nehmen würde. Nach zwei Monaten Behandlung mit einem antidepressiv wirkenden Medikament besserte sich ihr Zustand, doch die Störungen im Eßverhalten blieben, wenn auch abgemildert. Immerhin konnte sie so ihr Gewicht von 50 kg halten. Sie zeigte wieder Interesse für ihr Hobby Reiten, machte Zukunftspläne, wollte Soziologie studieren.

Ein halbes Jahr lang ging es ihr gut. Dann machte sie einen Selbstmordversuch mit Tabletten und wurde bewußtlos von einer Freundin gefunden. Nach der Entgiftung war sie zwar noch depressiv, hatte aber keine suizidalen Gedanken mehr. Immer wieder kam es zu Freßattacken und Erbrechen, doch nicht mehr täglich. Sie wurde nach drei Monaten mit der Diagnose „Depressives Syndrom und Eßstörung bei Verdacht auf Persönlichkeitsstörung“ entlassen.

Wieder zog sie zu den Eltern, doch nun hatte sich etwas verändert. Zu Hause kam sie nicht mehr zurecht, sie hatte das Gefühl, daß der Vater sie nicht mehr ernst nahm. Als die depressive

Verstimmung zunahm und sie wieder begann, die Nahrungsaufnahme zu verweigern, gab es Streit in der Familie. Kurzerhand setzte sie sich in den Zug und fuhr 300 km weit in die Nervenklinik, aus der sie zwei Monate zuvor entlassen worden war.

Nach 6 Wochen konnte sie in stabilem Zustand entlassen werden. Da allerdings zu befürchten war, daß im Elternhaus der Konflikt wieder aufbrechen und sie ohne fremde Hilfe sicher nicht lange auskommen würde, wurde sie in eine therapeutische Wohngemeinschaft in der Nähe der Klinik vermittelt. Über ein Jahr lang wurde sie weiter betreut, täglich war sie in einer Gesprächs-Gruppe. Dann fühlte sie sich stabil und ausgeglichen genug, um das Psychologie-Studium zu beginnen.

Nach kurzer Zeit, sie war nun 25, versuchte sie wieder, sich das Leben zu nehmen. Grund hatte sie eigentlich keinen, außer daß eine gute Freundin weggezogen war. Sie bereitete ihre Tabletten vor, dazu mehrere alkoholische Getränke. Ehe sie alles einnahm, schnitt sie sich mit einer Rasierklinge mehrfach in die Unterarme. Wieder wurde sie bewußtlos gefunden und entgiftet.

Aus der Klinik entlassen, hatte sie all ihre Studienpläne aufgegeben. Sie wollte sich Arbeit als Kellnerin suchen und fand auch rasch eine Stelle. Fast wie zufällig stieg sie auf die Waage und war schockiert: sie wog nun 60 kg, hatte lange nicht mehr an ihr Gewicht gedacht. Wieder machte sie einen Selbstmordversuch und wurde rechtzeitig gefunden.

Nun berichtete sie, daß sie seit Wochen Stimmen hörte, die ihr Hirn besetzten, sie verspotteten oder ihr Befehle gaben, alles zu zerstören, oder sich vor die U-Bahn zu werfen. Diese Stimmen gehörten zu Geistern, die von einem Dämon geschickt worden waren. Von ihr sei ein Schutzschild abgefallen, sie war nun wehrlos allen bösen Mächten ausgesetzt. Sie hatte Mißtrauen gegen alle, Selbsthaß, Aggressionen gegen sich selbst und andauernde Angstgefühle. Sie konnte keine Ruhe mehr finden. Auch stellte sie eigenartige Deformierungen der Hände fest, die Finger waren wie knochenlose Würmer, die sich völlig automatisch bewegten. Nichts mehr an ihrem Körper wurde von ihr kontrolliert, sie selbst war nur ein Instrument des Dämons. Da sie nun soviel an Gewicht zugenommen hatte, bedeutete dies, daß der Dämon sie durch Platzen vernichten wollte.

Nach dem Abklingen der ersten Episode ist der weitere Verlauf sehr unterschiedlich. Entgegen der früheren Annahme muß die Krankheit durchaus nicht immer einen schweren Verlauf nehmen mit Fortschreiten der Persönlichkeits-Veränderungen von Episode zu Episode. Vielmehr treten bei etwa einem Viertel der Patienten nach der ersten Episode keine weiteren akuten Krankheitszeichen mehr auf, sie bleiben klinisch gesund.

Bei einem weiteren Viertel der Patienten treten in unterschiedlichen Zeitabständen und mit unterschiedlicher Häufigkeit Wiedererkrankungen, die Rezidive, auf. Diese Kranken sprechen meist gut auf die Behandlung an, die Symptome verschwinden rasch, oft nahezu vollständig. Auch nach mehreren Episoden besteht noch die Möglichkeit, in den „gesunden" Phasen dazwischen ein nur mäßig beeinträchtigtes Leben zu führen. Viele dieser Patienten bleiben arbeitsfähig, wenn auch meist auf einem niedrigeren Leistungsniveau und leben in ihren Familien oder ähnlichen sozialen Bindungen. Damit ist die Belastung für den Patienten erträglich zu halten.

Gerade bei diesen eher gutartigen Formen ist der Einfluß des sozialen Umfeldes besonders wichtig. Das familiäre Klima kann positive und negative Einflüsse zeigen. Eine entspannte häusliche Situation, in der dem Patienten zwar Verständnis entgegengebracht, er andererseits aber nicht bevormundet wird, senkt die Häufigkeit und Schwere der Rezidive. Das familiäre Umfeld kann aber auch durch häufige Spannungen, Kritik und Feindseligkeiten erheblich belastet sein. Dies sind Streß-Situationen und außerordentliche Belastungen für den Kranken und stehen oft am Beginn eines Rückfalles.

Manche Kranke haben zwar einen episodischen Verlauf, doch durch die Behandlung verschwinden die Symptome nicht vollständig. Die negativen Symptome mit Apathie, Interesselosigkeit und Affektveränderung treten zunehmend in den Vordergrund und beeinträchtigen das Leben auch in den Zwischenphasen. Meist kommt es bereits nach wenigen Episoden zum Verlust des Arbeitsplatzes, und es muß versucht werden, die soziale Integration durch therapeutische Wohngemeinschaften oder Arbeit in speziellen, beschützenden Werkstätten zumindest einigermaßen aufrecht zu erhalten.

Nur bei etwa 15 % der Patienten ist der Verlauf so ungünstig wie ursprünglich angenommen, sie gelten als resistent gegen die Behandlung. Jede der rasch aufeinander folgenden Episoden hinterläßt zunehmende Veränderungen der Persönlichkeit, mit jedem Rezidiv verstärkt sich der Zerfall. Die Grundsymptome herrschen vor, die akzessorischen Symptome mit akutem Wahn und Halluzinationen treten nur noch selten auf, gelegentlich sind Wahnreste vorhanden. Diese Patienten sind eingesponnen in die eigene Gedankenwelt, völlig zurückgezogen, Kontakten nicht mehr zugänglich. In einigen Fällen ist die schwere Veränderung der Persönlichkeit schon von Beginn an zu verzeichnen, es lassen sich dann nur noch schwer einzelne Episoden unterscheiden.

Das sind die Patienten, die ständig in psychiatrischen Kliniken behandelt werden, sozusagen „daueruntergebracht" sind. Auch wenn in der öffentlichen Meinung dann das Bild des „Einsperrens" entsteht, so würde man nur wenigen dieser Schwerstkranken mit der Entlassung „in die Freiheit" Gutes tun, denn sie finden sich im Leben nicht mehr zurecht.

Natürlich wäre es wünschenswert, wenn uns bereits am Beginn der Erkrankung Hinweise über den weiteren Verlauf und die Prognose zur Verfügung ständen. Obwohl dies auch für den erfahrenen Kliniker außerordentlich schwierig zu beurteilen ist und nicht mit Sicherheit zutreffen muß, haben sich doch einige Charakteristika der Krankheit als entweder prognostisch günstige oder ungünstige Merkmale herausgestellt.

Für eine günstige Prognose sprechen akuter Krankheitsbeginn, gute Erholung zwischen den Episoden mit langem, symptomfreien Intervall. Dazu starke Ausprägung der akzessorischen Symptome Wahn, Halluzinationen, der sogenannten produktiven Symptome. Auch das Geschlecht scheint von Bedeutung zu sein, denn Frauen haben im Vergleich mit Männern einen eher gutartigen Verlauf. Wichtig ist auch das Leben vor

Ausbruch der Krankheit. Eine unkomplizierte Persönlichkeitsstruktur, mit zahlreichen sozialen Kontakten und guter Anpassungsfähigkeit gelten als prognostisch günstiges Zeichen.

Hinweise auf eine ungünstige Prognose sind früher, schleichender Krankheitsbeginn, häufige Episoden mit wenig Gesundung dazwischen und stärkeres Hervortreten der negativen gegenüber den produktiven Symptomen. Auch hier wird die Persönlichkeitsstruktur als prognostisches Zeichen gewertet. Wenn schon vor der Krankheit vermehrt Zurückgezogenheit, Kontaktschwierigkeit oder erhebliche Probleme in der Schule offensichtlich wurden, kann das als ein weiterer Hinweis auf einen eher ungünstigen Verlauf gelten. Doch diese Aussage ist mit äußerster Vorsicht zu betrachten. Es muß klar darauf hingewiesen werden, daß nur ein kleiner Teil der Kinder und Jugendlichen mit Schulproblemen später schizophren werden und dies daher keinesfalls als Risikofaktor zu werten ist, wie das von den Angehörigen zuweilen befürchtet wird. Nur im Zusammenhang mit bereits bestehenden Charakteristika der Schizophrenie lassen sich diese Merkmale als prognostisch wertvolle Zeichen einordnen.

Gewalttaten Schizophrener

Schizophrene gelten generell als unberechenbar und gefährlich, ein Eindruck, der durch zahlreiche Publikationen der psychiatrisch forensischen Literatur begründet wurde. Zusätzlich verunsichern immer wieder einzelne Gewalttaten, die von Geistesgestörten begangen werden, die öffentliche Meinung. Meist handelt es sich dabei zwar um eine einzelne, spektakuläre Tat, doch diese wird begierig von der Presse aufgegriffen und in allen Einzelheiten kolportiert. So ist es nicht verwunderlich, wenn viele Menschen davon überzeugt sind, psychisch Kranke neigten häufiger zu Straftaten als psychisch gesunde Durchschnittsbürger.

Es gibt nur wenige systematische Untersuchungen über dieses Problem. Diese rechtfertigen es nicht, psychisch Kranke allgemein als besonders gefährlich einzustufen. Man muß sich die Tatsache bewußt machen, daß der weitaus überwiegende Anteil von ihnen nicht gewalttätig ist und daß der weitaus größte Teil der Gewalttaten von Menschen begangen wird, bei denen eine psychiatrische Diagnose nicht gestellt wurde.

In Deutschland wurde dieser Frage vor allem von der Arbeitsgruppe um H. Häfner und W. Böker nachgegangen. Um das tatsächliche Risiko beurteilen zu können, untersuchten die Autoren anhand der Kriminalstatistik die sogenannte Gewaltkriminalität, wie Mord, Totschlag und Körperverletzung mit Todesfolge, im Zeitraum von 1955 bis 1964. Diese Delikte wurden nicht nur wegen der gravierenden Folgen gewählt, sondern vor allem deshalb, weil in dem betroffenen Zeitraum die Aufklärungsraten über 90 % betrugen.

Die Ergebnisse dieser Studie zeigten deutlich, daß psychisch Kranke mit einem Anteil von 3 % nicht häufiger Gewalttaten begehen als Gesunde, allerdings auch nicht seltener. Wenn man die Gruppe der „psychisch Kranken“ betrachtet, die nicht nur Schizophrene, sondern auch Patienten mit Schwachsinn, Hirnerkrankungen und mit anderen psychischen Störungen umfaßte, so scheint das Risiko für Gewalttaten bei den Schizophrenen doch deutlich erhöht. Etwa die Hälfte aller psychisch kranken Täter waren Schizophrene, damit hat diese Patientengruppe ein zehnfach höheres Risiko als andere psychisch Kranke.

Rechtfertigen diese Zahlen die Meinung, Schizophrene seien gefährlich? Wenn, immer ausgehend von dieser Untersuchung, der Anteil der schizophrenen Gewalttäter auf alle Erkrankungsfälle dieser Jahre bezogen wird, ergibt sich, daß fünf von 10 000 an Schizophrenie Erkrankten Gewaltdelikte ausüben. Das bedeutet, daß die Mehrzahl der Schizophrenen keine gravierenden kriminellen Delikte verübt und durchaus nicht dem Bild entspricht, das in der öffentlichen Meinung über sie vorherrscht.

Bei der Suche nach den Charakteristika, die zu kriminellen Handlungen führen, wurde deutlich, daß der Wahn das eigentliche Motiv für die Tat ist. Die Mehrzahl der schizophrenen Täter waren Männer, die Persönlichkeit war weitgehend erhalten, fast alle hatten einen Arbeitsplatz, sie waren sozial integriert. Aber sie lebten oft in spannungsreichen Beziehungen zu ihren Familien oder Ehepartnern. Sie litten bevorzugt an einer produktiven Symptomatik mit systematisiertem Wahn. Mehr als die Hälfte von ihnen war besetzt von der wahnhaften Überzeugung, durch Personen oder durch ein System an Leib und Leben bedroht zu sein. Schizophrene mit überwiegend negativer Symptomatik kommen als Gewalttäter so gut wie nicht in Betracht.

Die Gewalttaten Schizophrener unterscheiden sich im allgemeinen von denen „gewöhnlicher“ Krimineller, die sich weniger häufig gegen Verwandte oder Freunde richten. Bei Schizophrenen sind die Opfer überwiegend die Angehörigen, Ehe- und Intimpartner, gefolgt von Freunden. Das häufigste Motiv für die Tat ist das wahnhafte Gefühl des Kranken, selbst am Leben bedroht zu sein, ein Wahn, der sich in engen und spannungsreichen Beziehungen oft entwickelt und sich selten gegen Fremde richtet.

Aber auch Autoritätspersonen, prominente Politiker, Geistliche, Richter oder Ärzte können Opfer Schizophrener werden. Der Grund dafür ist in dem Wunsch zu sehen, daß durch diese Tat endlich etwas geschehe, daß das „teuflische System“ ans Licht der Öffentlichkeit gezerrt, vor Gericht gebracht oder der Verursacher selbst ausgeschaltet wird.

Nicht nur der Arzt, auch die öffentliche Meinung stellt sich natürlich immer wieder die Frage, ob man die Tat voraussehen und verhindern hätte können. Und in vielen Fällen muß diese Frage mit Ja beantwortet werden. Gewalttaten von Schizophrenen, die aus einem lange bestehenden systematisierten Wahn begangen werden, geschehen nicht plötzlich und sind vermutlich zuverlässiger vorauszusagen als die Gewalttaten Nichtkranker, deren Motive nicht so offen besprochen werden. Allerdings muß der Patient mit seinen Problemen und Befürchtungen ernst genommen werden. Möglicherweise hätte sich in der Mehrzahl der Fälle die Tat durch eine rechtzeitige Behandlung verhindern lassen. Das läßt sich daraus schließen, daß das Wiederholungsrisiko bei erfolgreicher Behandlung erheblich reduziert ist.

Auch wenn die vereinzelt gegebene Gefährlichkeit eines Schizophrenen nicht unterschätzt werden darf, rechtfertigt dies jedoch nicht, alle Kranken unzumutbaren Freiheitsberaubungen zu unterwerfen. Auf jeden Fall muß an den Sachverstand und die Entscheidungsbereitschaft der Ärzte und der öffentlichen Einrichtungen appelliert werden, um bei geringsten Anzeichen die notwendigen Maßnahmen zu ergreifen. Die Tatsache, daß mit einer Dauerbehandlung eine erhebliche Minderung des Risikos erreicht werden kann, müßte dazu führen, daß Gewaltdelikte Schizophrener weiter zu reduzieren sind.

Diagnose Schizophrenie und Abgrenzungen gegen andere Krankheiten

Bei den meisten körperlichen Krankheiten läßt sich eindeutig eine Diagnose stellen. Aufgrund des großen Fortschrittes in allen Bereichen der Medizin stehen uns zahlreiche Methoden zur Verfügung, deren Ergebnisse uns in der Gesamtheit ein klares Bild von der Krankheit geben. Ganz anders ist dagegen die Situation in der Psychiatrie. Hier wird die Diagnose immer noch so gestellt wie zu Beginn des Jahrhunderts: durch die Psychopathologie, die Beschreibung der Auffälligkeiten im Denken und Verhalten. Kein auffälliger Laborwert, keine im Röntgenbild nachweisbaren Veränderungen verschaffen uns Gewißheit.

Damit bleibt die Definition der Krankheit für die Bevölkerung eine ständige Quelle der Verwirrung und Debatte. Viele Menschen verstehen nicht, warum die Diagnose in manchen Fällen so schwierig zu stellen ist und die Frage nach „ja oder nein?" nicht klar beantwortet werden kann. Diese Unsicherheit erklärt auch die weit verbreitete Meinung, das Etikett „Schizophrenie" würde zu häufig „vergeben".

Wie sollen wir wissen, ob es sich um Schizophrenie handelt oder nicht? Die eingehende Exploration des Patienten, die Beurteilung seiner Lebensgeschichte, die Beobachtung des Verhaltens und eine umfassende körperliche Untersuchung führen zu einer Verdachtsdiagnose. Wann immer es möglich ist, versuchen wir durch Angehörige weitere Informationen einzuholen über den Beginn der ersten Auffälligkeiten, Veränderungen im Leistungsniveau oder in den sozialen Kontakten. Darüber kann uns die Familie meist genauere Angaben machen als die Patienten selbst. Von Bedeutung ist auch die Frage nach ähnlichen Störungen in der Familie.

Immer wieder wird ein Psychiater damit konfrontiert, daß er sich anhand der Schilderung einzelner Symptome auf eine Diagnose festlegen soll. Davor muß eindringlich gewarnt werden. Es gibt kein einzelnes Symptom, das exklusiv nur bei Schizophrenie auftreten und damit die Diagnose sichern würde; gleichwohl finden sich manche Symptome nur selten bei anderen Störungen. Die assoziative Lockerung des Denkens, Gedankenentzug, Gedankeneingebung und Gedankenausbreitung sind einige Beispiele dafür. Doch ohne persönliche Untersuchung, nur aufgrund der Beschreibung, auch wenn sie perfekt scheint, läßt sich nur mit Wahrscheinlichkeit auf eine Schizophrenie schließen.

Vor allem in der ersten Hälfte dieses Jahrhunderts waren ausschließlich die Erfahrung und Einschätzung des Arztes ein wesentliches Kriterium der Beurteilung. In manchen Ländern, zum Beispiel den Vereinigten Staaten, wurde der Begriff über lange Zeit relativ großzügig angewendet. Dagegen bemühten sich die europäischen Länder und vor allem Deutschland schon früh darum, möglichst klare Richtlinien zur Sicherung der Diagnose zu erstellen.

Der deutsche Psychiater Kurt Schneider definierte in den 30er Jahren die „Symptome ersten Ranges". Bei Anwesenheit eines oder mehrerer der von ihm aufgelisteten Zeichen sollte in erster Linie an eine Schizophrenie gedacht werden. Diese Liste umfaßt akustische Halluzinationen mit Gedankenlautwerden (das Empfinden lauter innerer Gedanken), kommentierenden Stimmen (Stimmen kommentieren die jeweiligen Handlungen) und Stimmen, die sich in Form von Rede und Gegenrede über den Patienten unterhalten. Weitere Symptome sind Gedankenentzug (der Eindruck, daß Gedanken von einer äußeren Macht aus dem Verstand abgezogen werden), Gedankenausbreitung (die Vorstellung, daß Gedanken übertragen werden, so daß andere Personen sie kennen) und Gedankeneingebung (fremde Gedanken werden einem aufgezwängt). Dieses Verfahren hat sich in europäischen Ländern durchgesetzt und wird noch heute häufig zur Diagnose der Schizophrenie herangezogen.

Doch dabei ist es nicht geblieben. In den letzten fünfzehn Jahren gab es viele Ansätze und Bestrebungen, die Diagnose der Schizophrenie international zu sichern und zu vereinheitlichen.

Es ist im wesentlichen ein Verdienst der Weltgesundheitsorganisation, daß international anerkannte, präzise Kriterien für die Diagnose entwickelt und akzeptiert wurden. In Zusammenarbeit vor allem europäischer Wissenschaftler wurden diese Kriterien erstellt und in der *International Classification of Diseases* (ICD) zusammengefaßt. Ähnliche Bemühungen gab es später auch in den Vereinigten Staaten, die dort gültigen Diagnosekriterien sind im *Diagnostic and Statistical Manual of Mental Disorders* (DSM) aufgelistet.

Obwohl wir damit in der prekären Situation sind, zwei verschiedene Klassifikations-Systeme zu haben, stimmen diese heute in den Grundzügen überein. Bei beiden ist eine Mindestanzahl von Symptomen und eine Mindestdauer der Erkrankung notwendig, um die Diagnose Schizophrenie stellen zu können. Ein weiteres wichtiges Merkmal beider Klassifikationen ist, daß nicht nur die akut beobachtbaren Symptome, sondern auch der klinische Verlauf mit herangezogen werden. Damit ist die Erfassung der Schizophrenie heute sicherlich zuverlässiger möglich als früher. In vielen Ländern werden beide Systeme zur Diagnose angewendet, was nicht nur die Diagnostik verbessert, sondern auch die Ergebnisse von internationalen Studien vergleichbar und austauschbar macht.

Doch auch die besten Diagnosekriterien können nicht darüber hinwegtäuschen, daß immer noch Fehlerquellen bleiben. Nach wie vor ist die subjektive Einschätzung des Psychiaters von entscheidender Bedeutung. Es bleibt auch die Ungewißheit, ob sich hinter den Veränderungen nicht unentdeckte andere Krankheiten verbergen, die ähnliche Erscheinungsbilder hervorrufen.

„Schizophrene Symptome" bei anderen Krankheiten

Es ist uns bekannt, daß bei vielen Krankheiten die Symptome der Schizophrenie vereinzelt, oft auch in Kombination auftreten. Gelegentlich imitieren diese Symptomenkomplexe die Erkrankung so perfekt, daß sie geradezu Kopien (Phänokopien) der Schizophrenie darstellen. Daher müssen immer dann, wenn eine Schizophrenie in Erwägung gezogen wird, nicht nur andere psychische Störungen, sondern auch organische Grunderkrankungen ausgeschlossen werden.

Affektive Psychosen

Obwohl man heute noch davon ausgeht, daß affektive Psychosen sowohl in der Ursache als auch in der Symptomatik völlig andere Störungen sind als die Schizophrenien, wird manchmal eine Abgrenzung erforderlich. Auch die affektiven Psychosen gehören, ebenso wie die Schizoprenie, zu den endogenen Psychosen. Es sind Erkrankungen, die ohne erkennbare körperliche Ursache, auch ohne kausalen Zusammenhang mit Erlebnissen auftreten. Sie sind gekennzeichnet durch krankhafte Verstimmungen, die sich in zwei entgegengesetzte Richtungen äußern können: als Depression mit gedrückter Stimmung oder als Manie mit übertrieben gehobener, oft gereizter Stimmung.

Meist lassen sich schizophrene und affektive Psychosen anhand der Symptome und des Verlaufs zuverlässig unterscheiden. Doch auch hier gibt es Übergänge zwischen beiden Krankheiten, die eine eindeutige Diagnose erschweren.

Bei den reinen Depressionen treten häufig Wahngedanken in Form von Versündigungswahn und Schuldwahn auf. Die Kranken glauben zum Beispiel, ihre Familie oder ihre Firma durch eigenes Verschulden ins Verderben gestürzt zu haben. Doch die depressive Verstimmung mit ihren Charakteristika steht so sehr im Vordergrund, daß die Diagnose trotz der Wahngedanken klar und eindeutig zu stellen ist. Immer wiederkehrende Tagesschwankungen im Befinden mit Besserung meist in den Abendstunden, ein kontinuierliches Muster der Schlafstörungen gehören zu den diagnostischen Zeichen der endogenen Depressionen, die bei Schizophrenien nicht auftreten.

Etwas schwieriger kann die Unterscheidung bei den manisch-depressiven Psychosen werden, die in einem Wechsel zwischen manischen und depressiven Phasen besteht. Vor allem die akut manische Phase ist der Schizophrenie gelegentlich ähnlich, obwohl die Störungen im Affekt deutlicher ausgeprägt sind als die des Denkens. Die Stimmung ist gehoben, Gedanken und Sprache sind beschleunigt, bis zur Ideenflucht. Die Patienten fühlen sich grandios und allmächtig, sind im Größenwahn. Sie sind in jeder Beziehung auffällig, expansiv, halten Reden, unterhalten ganze Säle. Das Schlafbedürfnis ist bis auf Null reduziert, sie sind überzeugt von ihrer Leistungsfähigkeit und bringen, zumindest zu Beginn der manischen Phase, Erstaunliches zustande. Der Bezug zur Realität und den eigenen Möglichkeiten, vor allem den finanziellen Gegebenheiten, kann in diesen akuten Phasen völlig verlorengehen. Die gehobene Stimmung schlägt oft rasch um in Dysphorie, Gereiztheit und Aggression.

Nur selten entspricht der Verlauf dem, was sich der Laie darunter vorstellt, dem regelmäßigen Schwingen von einem Extrem in das andere. Zwar geht die manische Phase beim Abklingen der Symptomatik gelegentlich in eine depressive Phase über, doch beide, Manie und Depression können völlig getrennt und jeweils mehrmals hintereinander auftreten. Monate bis Jahre trennen die einzelnen Phasen, dazwischen sind diese Patienten vollkommen gesund.

Viele Patienten sind auch nach längerer Krankheitsdauer durchaus in der Lage, wichtige Positionen aufrechtzuerhalten. Die unveränderte Persönlichkeit in den gesunden Phasen, das Fehlen des langsamen, aber stetigen Abbaus sind das wesentliche Charakteristikum der manisch-depressiven Psychose und werden zur diagnostischen Abgrenzung gegenüber der Schizophrenie herangezogen.

In einigen Fällen wechselt allerdings auch hier die Symptomatik, und Störungen des Denkens treten deutlicher in Erscheinung, auch wenn die des Affektes noch dominieren. Die Diagnose „schizoaffektive Psychose“ macht deutlich, daß es einen Grenzbereich zwischen den affektiven Psychosen und den Schizophrenien gibt. Ein wichtiges Kriterium ist auch hier wieder der Verlauf. Schizoaffektive Psychosen zeigen klar abgrenzbare Phasen, ohne offensichtliche Veränderung der Persönlichkeit auch nach wiederholten Erkrankungen. Aber die Grenze zu den Schizophrenien ist nur unscharf zu ziehen. Wie nah verwandt beide Krankheiten auch von der Psychiatrie gesehen werden, drückt sich darin aus, daß schizoaffektive Psychosen in manchen Diagnose-Systemen zu den schizophrenen Erkrankungen gezählt werden.

Zudem verlor in den letzten Jahren das wichtigste Kriterium zur eindeutigen Unterscheidung, der „gutartige" Verlauf affektiver Psychosen, zunehmend an Bedeutung. Abgesehen von der Erkenntnis, daß auch Schizophrenien nicht immer einen fatalen Ausgang mit schweren Persönlichkeitsveränderungen haben, zeigen affektive Psychosen nicht immer diesen gutartigen Verlauf. Zunehmend häufiger läßt sich beobachten, daß auch bei manisch-depressiven und schizoaffektiven Psychosen nach wiederholten akuten Phasen gravierende Veränderungen der Persönlichkeit auftreten, die denen der Schizophrenen nicht unähnlich sind.

Organische Psychosen (organische Phänokopien)

Viele organische Erkrankungen können Symptome hervorrufen, die denen der Schizophrenie ähnlich sind. Im allgemeinen sind diese organischen Ursachen durch die medizinischen Diagnoseverfahren leicht zu erkennen oder ohnehin bereits bekannt. Es gibt allerdings Fälle, vor allem am Beginn von Erkrankungen, in denen der ursächliche Bezug verborgen bleibt.

Zu den häufigsten Ursachen organischer Psychosen gehören bisher unentdeckte Tumore des Gehirns, Epilepsie oder Schädelverletzungen, die oft Jahre zurückliegen können. Auch eine durch Viren bedingte Entzündung des Gehirns (Enzephalitis) kann die Ursache der Phänokopien sein. Dabei treten körperliche Symptome oft nur in Form von grippalen Infekten auf und werden nicht beachtet. In der Folge und meist ohne offensichtlichen Zusammenhang kommt es dann zu akustischen Halluzinationen, Affektveränderungen und anderen Symptomen, die eine Schizophrenie vermuten lassen. Eine Untersuchung der Rückenmarks-Flüssigkeit, durch die der entzündliche oder infektiöse Prozeß nachweisbar ist, bringt die Klärung.

Pharmakologische Phänokopien

Bereits nach dem Konsum der vergleichsweise milden Droge Marihuana kann es zu vorübergehenden Störungen der Körperempfindungen, Verlust der Ich-Grenzen und auch zu wahnhaftem Erleben kommen. Eine besondere Stellung nehmen hier vor allem die Drogen ein, die wegen ihrer euphorisierenden, aufputschenden oder halluzinogenen Wirkung konsumiert werden. Schon sehr lange ist bekannt, daß LSD, Amphetamin („Speed"), Phencyclidin („Angel Dust"), Cocain und noch zahlreiche andere sogenannte Straßen- oder Designerdrogen kurzdauernde Symptome induzieren, die eine akute schizophrene Episode imitieren. Sie führen regelmäßig zu Sinnestäuschungen, wobei optische Halluzinationen im Vordergrund stehen. Dabei ist deren Wirkung so zuverlässig zu erwarten, daß sie im Experiment verwendet werden, um sogenannte „Modellpsychosen" zu induzieren und die Wirkung von Medikamenten zu erforschen.

Meist dauern die psychotischen Symptome nur kurz an und bilden sich rasch und vollständig zurück. Bei manchen bleiben sie länger bestehen, ähneln zusehends dem akuten Schub einer Schizophrenie und machen eine Behandlung erforderlich. Die Frage, ob Drogenkonsum und vor allem Marihuana eine Schizophrenie hervorrufen, ist Gegenstand vieler, auch in der psychiatrischen Fachpresse kontrovers geführter Diskussionen. Es gibt zahlreiche Menschen, die regelmäßig höhere Dosen von Drogen einnehmen, ohne jemals manifest psychotisch zu werden. Bei manchen reicht dagegen eine einzige Einnahme, was für eine besondere Empfindlichkeit oder Disposition spricht. Heute tendiert die allgemeine Meinung eher dazu, daß der Genuß von Marihuana, Cocain, LSD oder Amphetamin alleine nicht ausreicht, um an Schizophrenie zu erkranken. Als gesichert gilt jedoch, daß bei bereits bestehender Schizophrenie durch Drogenkonsum eine aktue Episode ausgelöst werden kann.

Doch nicht nur durch Drogen, auch durch Medikamente lassen sich psychotische Symptome hervorrufen. Die Zunahme der zur Verfügung stehenden Substanzen und die rasche Entwicklung immer neuer Medikamente führen zu einer unübersichtlichen Situation. Von vielen Pharmaka ist bekannt, daß Zustände von Verwirrtheit, Depression, Wahn oder Halluzinationen als Nebenwirkung auftreten. Darunter sind auch solche, die sehr gezielt verordnet und eingenommen werden, wie zur Behandlung des Morbus Parkinson („Schüttelkrankheit"), von Herz-Kreislaufstörungen, hohe Dosen Cortison zur Behandlung von Autoimmunerkrankungen oder Medikamente, die zur Malaria-Prophylaxe bei Fernreisen eingesetzt werden. Da sie aber in der Behandlung der Grundkrankheiten unverzichtbar sind, müssen diese Nebenwirkungen in Kauf genommen werden.

Ein größeres Problem bereiten Medikamente, die oft kritiklos und in größeren Mengen eingenommen werden, wie Appetitzügler oder einige Schmerzmittel. Auch sie können die Ursache einer akuten psychotischen Symptomatik sein und werden oft als solche nicht erkannt, da ihre übermäßige Einnahme verschwiegen wird.

Wen betrifft die Schizophrenie? Epidemiologie

Etwa 1 % der Bevölkerung erkrankt im Laufe des Lebens an Schizophrenie. Doch wen betrifft diese Krankheit, wann tritt sie auf, und sind alle Völker und sozialen Schichten in gleicher Weise betroffen? Antworten auf diese Fragen gibt uns die epidemiologische Forschung mit Untersuchungen über Häufigkeit und Verteilung von Erkrankungen, über den Einfluß kultureller und sozialer Faktoren.

Dabei versteht sich die Epidemiologie nicht nur als Forschungszweig zur rein zahlenmäßigen Erfassung von Krankheiten. Sie bietet uns vielmehr die Möglichkeit, auch an die Ursachen von Erkrankungen heranzukommen, wenn diese nicht aufgeklärt sind. Ein Beispiel dafür ist die von John Snow 1854 nachgewiesene Häufung von Cholera-Erkrankungen in einem Londoner Wohngebiet. Die Erkrankungsfälle traten so eindeutig nur in bestimmten Regionen des Gebietes auf, daß man nach einer simplen Erklärung suchen mußte. Die gesamte Region wurde von zwei Brunnen mit Trinkwasser versorgt. Doch nur im Verteilungsgebiet eines dieser Brunnen waren alle Cholera-Fälle aufgetreten. Nachdem die Wasserpumpe des Brunnens ausgetauscht worden war, ging der Anteil an Neuerkrankungen drastisch zurück. Damit war eine ursächliche Beziehung von durch eine Pumpe verschmutztem Trinkwasser und dem Auftreten von Cholera ohne Zweifel dargestellt.

Wichtige Instrumente dieser Forschung sind die Inzidenzraten, das heißt die Häufigkeit von Ersterkrankungen in einem bestimmten Zeitraum und deren geographische und soziale Verteilung. Vor allem bei psychischen Störungen lassen sich natürlich nur im Idealfall alle Ersterkrankungen erfassen, denn viele Kranke suchen entweder keinen Arzt auf oder werden vom Hausarzt behandelt. So basierten die Inzidenzraten lange Zeit überwiegend auf den Hospitalisierungsraten, das heißt den Erstaufnahmen in psychiatrischen Einrichtungen.

Die Epidemiologie hat sich mit der Schizophrenie ausführlicher und länger beschäftigt als mit jeder anderen psychischen Störung. Schon früh wurden in vielen Ländern regionale Studien über die Häufigkeit und Verteilung der Erkrankung durchgeführt. Dabei schienen die Ergebnisse bis in die jüngste Gegenwart darauf hinzuweisen, daß im Auftreten der Schizophrenie erhebliche geographische Unterschiede bestehen. Zu den „kaum gefährdeten" Regionen gehörte zum Beispiel Verona in Italien mit Ersterkrankungsraten von 0.08 pro 1000 Einwohner und Jahr. Zehnmal so hoch waren dagegen die Neuerkrankungen in Rochester in den Vereinigten Staaten oder in Deutschland.

Obwohl diese Ergebnisse bereits als gesichert galten und sich durch unterschiedliche genetische Charakteristika und Veranlagungen der einzelnen Bevölkerungsgruppen plausibel erklären ließen, blieb dennoch immer ein Rest von Zweifel. Zu unterschiedlich waren in den einzelnen Studien die Verfahren und Kriterien für die Diagnose, um repräsentative Aussagen über die Häufigkeit der Erkrankung zuzulassen.

Den Durchbruch und den damit wichtigsten Fortschritt in der Epidemiologie der Schizophrenie brachte eine Untersuchung der Weltgesundheitsorganisation, die in 10 verschiedenen Ländern der ganzen Welt, von Honolulu bis Dublin, durchgeführt wurde. Entscheidend war, daß in allen Ländern einheitliche Kriterien für die Diagnose angewendet wurden, die von den teilnehmenden Wissenschaftlern in zahlreichen Seminaren gemeinsam erarbeitet und dann regional eingesetzt wurden.

Durch dieses Vorgehen waren die Kriterien für die Diagnose klar definiert und eng gefaßt. Alle Fälle, bei denen man diagnostisch unsicher war oder nur von der Wahrscheinlichkeit einer Schizophrenie ausging, wurden nicht mit in die Auswertung der Untersuchung einbezogen. Erstmals erfaßte man nicht nur die hospitalisierten Fälle, sondern suchte auch bisher unbehandelte Kranke in der Bevölkerung. Dazu mußten niedergelassene Ärzte, spezielle Einrichtungen, aber auch Haushalte aufgesucht und befragt werden. Die Erfassung der „wahren“ Inzidenz der Schizophrenie schien den enormen Aufwand an geschulten Fachkräften und Zeit zu rechtfertigen.

Die Auswertung dieser Untersuchung brachte zwei überraschende Ergebnisse. Einmal, daß das Risiko, an Schizophrenie zu erkranken, in allen untersuchten Ländern mit annähernd 1 % gleich hoch ist. Damit wurde offensichtlich, daß die bis dahin gefundenen Unterschiede keine kulturelle oder genetische Basis haben, sondern auf unzureichende Methoden in der Erhebung zurückzuführen sind.

Das zweite wichtige Ergebnis war die Ähnlichkeit des Syndroms „Schizophrenie“ in allen Kulturen. Die Häufigkeit im Auftreten von Wahn, Halluzinationen als produktive Symptome, aber auch der negativen Symptome war in allen untersuchten Regionen gleich verteilt. Das war umso erstaunlicher, als man bisher davon ausgegangen war, daß in Gebieten mit Naturvölkern die expansive Seite, also die produktiven Symptome dominieren würde. Es zeigte sich auch kein Unterschied zwischen Entwicklungsländern und den Industrieländern, weder in der Häufigkeit noch in der Symptomatik. Das beweist: Kernsyndrome der Krankheit sind unabhängig von kulturellen Gegebenheiten und Lebensumständen.

Nicht nur die Studie der Weltgesundheitsorganisation, sondern auch die anderen internationalen Untersuchungen kamen in den letzten Jahren zu einheitlichen Ergebnissen. Zwar tauchen gelegentlich Berichte über eine Zu- oder Abnahme der Schizophrenie auf, doch diese Daten lassen sich bei genauen Erhebungen und Nachuntersuchungen nicht halten. Vor allem die sogenannte Verminderung der Schizophrenie dürfte wohl eher in einer Verminderung der Hospitalisierung und Zunahme der ambulanten Behandlung begründet sein. Wenn man von einem einheitlichen Schizophreniekonzept ausgeht, dann zeigen die wichtigsten epidemiologischen Daten eine auffallende Ähnlichkeit in der zeitlichen, geographischen und kulturellen Verteilung.

Die Krankheitserwartung oder das Lebenszeitrisiko, das heißt, die Wahrscheinlichkeit, wenigstens einmal im Leben an Schizophrenie zu erkranken, liegt – wie gesagt – nahe bei 1 %. Was bedeutet ein Lebenszeitrisiko von 1 %? Es bedeutet nicht, daß je einer von 100 Personen, gleichmäßig und zufällig über die Welt verteilt, im Laufe seines Lebens an Schizophrenie erkranken wird. Auch wenn die Ursachen nicht geklärt sind, besteht dennoch kein Zweifel daran, daß es Risikofaktoren gibt, die den Ausbruch der Erkrankung begünstigen. So wird das Risiko einer Einzelperson deutlich erhöht, wenn in der Familie ähnliche Krankheiten bekannt sind. Wenn in der Familie über Generationen keine psychischen Krankheiten aufgetreten sind, ist das Risiko sicherlich geringer als 1 %.

Lange Zeit wurde der soziale Stand als einer dieser Risikofaktoren angesehen. Bereits in der ersten Hälfte dieses Jahrhunderts gab es aufgrund amerikanischer Studien Hinweise darauf, daß die Hospitalisierungs-Raten in sozial niederen Schichten deutlich höher waren als in höheren Schichten. Die globale Beurteilung, daß Schizophrene aus großen Städten kommen, hier vor allem aus Slum-Gebieten, und daß es sich überwiegend um Personen mit niedrigem Prestige, Ausbildungs- und Lohnniveau handelt, gewann rasch an Popularität. Zusätzlich gefährdet schienen ledige Personen. Die Tatsache, daß die Erkrankung in Randgebieten der großen Städte und in kleinen Gemeinden seltener beobachtet wurde, ließ vermuten, Schizophrenie sei eine Krankheit des niederen sozialen Niveaus und Folge sozialer Benachteiligung.

Der statistische Zusammenhang zwischen sozialer Herkunft und Häufigkeit der Schizophrenie wurde voreilig zur Erklärung einer der möglichen Ursachen herangezogen, doch das würde die Situation zu sehr vereinfachen. Obwohl die soziale Ungleichverteilung sich in der Mehrzahl der Studien auch in Europa nachweisen ließ, konnte die Hypothese nie bestätigt werden, daß niedrige familiäre Wertemuster, etwa schlechte Schwangerschafts- oder Entbindungsfürsorge für Arme oder vermehrte psychische Belastung angesichts mangelnder sozialer Unterstützung, als Ursache der Schizophrenie anzunehmen sind.

Eine alternative Erklärung ist, daß Schizophrene bereits vor der ersten Aufnahme in die Klinik deutlich seltener hohe soziale Positionen erreichen und danach noch weiter absteigen. Die sozialen Einbrüche lassen sich anhand einer großen Studie der Arbeitsgruppe um den deutschen Psychiater Heinz Häfner in Zahlen deutlich machen. Demnach verlieren nach Beginn der Krankheit, und noch ehe sie erstmals in eine psychiatrische Klinik aufgenommen wurden, 56 % der Männer und 35 % der Frauen ihre derzeitige Beschäftigung, 64 % der Männer und 47 % der Frauen ihre jeweiligen Partner sowie 35 % der Männer und 27 % der Frauen ihr eigenes Einkommen. Diese Zahlen lassen zwar nichts über die Ursachen erkennen, doch sie weisen deutlich auf den zeitlichen Zusammenhang zwischen der sozialen Biographie und der Entwicklung der Krankheit hin.

Gerade im Versuch, den angeblichen oder tatsächlichen Zusammenhang zwischen sozialem Status und Krankheitshäufigkeit zu erklären, wurde immer wieder angeführt, daß enorme Belastungen in streßreicher Umgebung als Risikofaktor für den Ausbruch der Erkrankung zu bewerten sind. Berufliche und familiäre Probleme werden vor allem von Angehörigen und Freunden oft mit der Erkrankung in ursächliche Beziehung gebracht. Diese Hypothese könnte bedeuten, daß bei leicht verletzlichen, für die Krankheit besonders disponierten Personen zusätzliche Belastungen in Form von Streß als Antwort eine schizophrene Psychose auslösen. Menschen ohne diese Disposition würden auch unter Streß-Belastung gesund bleiben. Es gilt als erwiesen, daß bei bereits bestehender Schizophrenie Rückfälle durch belastende Lebensumstände ausgelöst werden können. Das galt als zusätzlicher Hinweis für den Einfluß von Streß-Faktoren.

Doch auch diese Hypothese ließ sich nicht bestätigen, da sich in Untersuchungen, die große Zahlen von Kranken einschlossen, gezeigt hat, daß vor der ersten schizophrenen Episode keine Häufung belastender Lebensereignisse auftrat. Wenn Streß ein Risikofaktor für den Ausbruch der Schizophrenie wäre, dann sollte es vor allem im Krieg, unter der Belastung durch Bombardements und außergewöhnlichen Lebensumständen vermehrt zu Neuerkrankungen kommen. Das ist jedoch nicht der Fall, denn Untersuchungen über die Häufigkeit der Erkrankung im Ersten und Zweiten Weltkrieg zeigten, daß die Rate schizophrener Neuerkrankungen in diesen Jahren nicht zugenommen hat. Auch die Industrialisierung und der damit verbundene Wandel der Gesellschaftsstrukturen scheinen die Erkrankungshäufigkeit ebenso wenig beeinflußt zu haben wie Wirtschaftskrisen. Schizophrenie ist demnach keine „Zivilisationskrankheit".

Dennoch besteht kein Zweifel, daß Stress ursächlich an vielen Erkrankungen beteiligt ist. Nicht nur das sogenannte „Streß-Ulcus", ein Geschwür der Magenschleimhaut, auch psychische Störungen wie Depressionen, flüchtige wahnhafte Ideen, treten bei enormer psychischer Belastung oder bei großen Erdbeben, Flutkatastrophen und anderen Massengefährdungen gehäuft auf. Doch diese reaktiven Störungen sind deutlich von der Schizophrenie unterscheidbar.

Schizophrenie, Lebensalter und Geschlecht

Schizophrenie ist überwiegend eine Erkrankung der ersten Lebenshälfte. Sie beginnt nur selten vor der Pubertät, die meisten Erkrankungen treten zwischen dem 15. und 35. Lebensjahr auf, danach wird die Wahrscheinlichkeit immer geringer. Ersterkrankungen, die jenseits des 40. Lebensjahres auftreten, bezeichnet man als Spätschizophrenien. Davon sind überwiegend Frauen betroffen, sie zeigen eine sehr ähnliche Symptomatik: Wahn, akustische und optische Halluzinationen dominieren das Krankheitsbild, schwere Veränderungen der Persönlichkeit werden kaum noch beobachtet. Nach dem 50. Lebensjahr scheint es kaum noch Ersterkrankungen an Schizophrenie zu geben.

Alle epidemiologischen Untersuchungen kamen zu dem Ergebnis, daß Frauen und Männer im Laufe eines Lebens gleich häufig an Schizophrenie erkranken. Bei Männern beginnt die Krankheit im allgemeinen früher als bei Frauen und verläuft schwerer. Sie zeigen einen Krankheitsgipfel zwischen 15 und 25 Jahren, danach kommt es zu einem raschen Absinken der Erkrankungshäufigkeit. Frauen dagegen erkranken im Durchschnitt drei bis fünf Jahre später, meist zwischen dem 20. bis 29. Lebensjahr und haben dann noch ein erhöhtes Risiko in der Altersgruppe zwischen 45 und 49 Jahren (die Spätschizophrenien).

Obwohl diese Zahlen schon lange bekannt sind, ist die Suche nach Erklärungen für diesen Geschlechtsunterschied bis vor kurzem nicht über Spekulationen hinausgekommen. Vermutet wurde, daß beide Geschlechter im gleichen Alter „latent" erkranken, Männer aber früher „für verrückt" erklärt werden, weil ihr Verhalten aggressiver ist und dann mehr Aufmerksamkeit erregt. Immer wieder wurde auch angeführt, daß Frauen sozial besser angepaßt, viel mehr bemüht sind, sich sozial zu integrieren und nicht „aus der Rolle" zu fallen, und damit später hospitalisiert werden.

Häufig beobachtet man auch beim weiblichen Geschlecht einen etwas günstigeren Verlauf, sie erkranken nicht so schwer und bleiben, auch wenn sie manifest erkrankt sind, in der Familie und im sozialen Leben länger und besser integriert als die Männer. Ist dies dadurch bedingt, daß sie diese drei bis fünf Jahre länger Zeit hatten, in ihrer Persönlichkeit zu reifen, oder verläuft die Psychose, unter welchem Schutz auch immer, nur in seltenen Fällen so schwer, wie man es häufig bei den Männern findet? Eine plausible Erklärung für diese Unterschiede ließ sich nicht finden.

Erst in den letzten Jahren wurde vermehrt darüber diskutiert, ob die weiblichen Sexualhormone, darunter vor allem Östrogen, zumindest einen gewissen Schutz gegen den Ausbruch der Erkrankung bieten. Bei Frauen treten die ersten Anzeichen später und verzögert auf, aber sie können in einem Alter noch erkranken, in dem bei Männern eine Erstmanifestation so gut wie nicht mehr vorkommt. Dieses Verteilungsmuster legt einen Zusammenhang mit dem Sexualhormon Östrogen nahe. Der spätere Beginn könnte durch eine schützende Wirkung durch Östrogen bedingt sein, das damit gleichsam die Schwelle für den

Ausbruch der Erkrankung erhöht. Beim Absinken der Konzentration an Östrogen in der Menopause würden die Frauen dann wieder empfindlicher, die Schwelle sinkt. Das könnte das Auftreten der Spätschizophrenie erkären.

Auch ein Zusammenhang mit dem männlichen Sexualhormon Testosteron läßt sich vorstellen. Die Altersverteilung der ersten Krankheitszeichen bei Männern, mit steilem Anstieg vom 15. Lebensjahr an und raschem Abfall nach dem 25. Lebensjahr, ist jener von Ersttaten bei Gewaltdelikten sehr ähnlich. Diese Parallelität der beiden Alterskurven könnte bedeuten, daß die mit der Pubertät ansteigende Konzentration des männlichen Sexualhormones Testosteron nicht nur aggressives Verhalten induziert, sondern auch die Manifestation der Schizophrenie fördert.

Vor allem der Mannheimer Arbeitsgruppe um Heinz Häfner ist es zu verdanken, daß nun auch systematische Untersuchungen zur Aufklärung dieses Geschlechtsunterschiedes durchgeführt werden. Sie überprüft diese Hypothesen sowohl im Tierversuch als auch in klinischen Untersuchungen. Alle bisherigen Befunde sprechen dafür, daß Östrogen einen hemmenden Einfluß auf die Symptomatik haben kann, ohne dabei auf die eigentlichen ursächlichen Faktoren einzuwirken. Die Ergebnisse aus den Tierversuchen legen nahe, daß Östrogen bereits vor Abschluß der Hirnentwicklung wirksam wird und die Schwelle für Schizophrenie beim weiblichen Geschlecht erhöht. Dadurch verzögert sich der Ausbruch der Ersterkrankung. In den Wechseljahren verlieren bis dahin gesunde Frauen den relativen Schutz, die Östrogenproduktion nimmt ab und die Schwelle sinkt.

Wenn diese Hypothese stimmt, dann müßte man davon ausgehen, daß vor allem bei Frauen die Krankheitssymptome in der Zeit vor der Menstruation am deutlichsten sind, nämlich dann, wenn die Produktion von Östrogen am geringsten ist. Das wurde vor kurzem von der Arbeitsgruppe von Häfner gezeigt und bietet neue Aspekte, sowohl in der Ursachenforschung als auch in der Behandlung der Schizophrenie.

Ursachen der Schizophrenie

Die Diskussion um die Ursachen der Schizophrenie glich über viele Jahre eher einem Glaubensstreit zweier völlig gegensätzlichen Positionen. Auf der einen Seite stand die Überzeugung der biologisch orientierten Forscher, die Krankheit sei ausschließlich körperlich bedingt, ursächliche psychologische Einflüsse wurden völlig ausgeschlossen. Die Gegenposition wurde von den extremen Psychodynamikern vertreten, die auslösende Faktoren nur im sozialen Umfeld sahen. Sie bezeichneten psychische Krankheiten generell als „Mythos", der nur zur Erklärung von Lebensproblemen dient und sich in auffälligen Verhaltensweisen niederschlägt.

Psychoanalytische Hypothesen gewannen vor allem auf die amerikanische Psychiatrie erheblichen Einfluß. Man stellte immer wieder fest, daß gestörte familiäre Kommunikation oder negative Einflüsse einer als „schizophrenogen" bezeichneten Mutter zu ausgeprägt familien-feindlichen Strömungen führten. Schuldgefühle und Schuldzuweisungen belasteten noch zusätzlich das familiäre Klima, das durch die Erkrankung eines Angehörigen ohnehin schon beeinträchtigt war.

Heute scheinen uns beide Extreme unverständlich. Biologisch ausgerichtete Wissenschaftler akzeptieren den Einfluß von Umweltfaktoren zusätzlich zu den körperlichen Störungen. Andererseits zweifeln auch psychoanalytisch ausgerichtete Forscher nicht mehr daran, daß für die Entstehung der Schizophrenie organische Ursachen eine Rolle spielen und daß diese im Gehirn zu suchen sind.

An der Suche nach den Ursachen der Schizophrenie sind Forscher aus nahezu allen Bereichen der Humanwissenschaften beteiligt. Immer wieder gab es Befunde, die uns hoffen ließen, endlich den Schlüssel für die Lösung des Problems gefunden zu haben. Dabei hatte man neben der Klärung der auslösenden

Faktoren auch immer nach sogenannten „Markern" gesucht, die spezifisch die Krankheit kennzeichnen und so die Diagnose sichern würden. Doch die einzelnen Ergebnisse trafen immer nur für einzelne Patienten zu, nie für „die Schizophrenen". So sind heute aus der Gesamtheit der ursächlichen Faktoren nur wenige bekannt und auch die nur fragmentarisch.

Das Gehirn und seine Funktion

Die Bausteine des Gehirns sind die Nervenzellen. Sie besitzen dieselben Gene und sind nach denselben Prinzipien gebaut wie andere Körperzellen auch, doch sie haben einige Besonderheiten. Jede Nervenzelle besteht aus dem Zellkörper, den Zellfortsätzen (Dendriten) und der Nervenfaser. Der Zellkörper enthält den Zellkern und den biochemischen Apparat für die Bildung von Enzymen und von anderen lebenswichtigen Substanzen. Die Dendriten sind dünne Fortsätze des Zellkörpers, mit denen die Nervenzelle ankommende Signale aufnimmt. Auch die Nervenfaser ist ein Ausläufer der Nervenzelle, nur erheblich länger als die Dendriten. Sie dient als Leitungsbahn für Signale, die zu anderen Nervenzellen übertragen werden.

So ausgestattet kann die Nervenzelle Botschaften von einigen tausend Nervenzellen empfangen und auf andere übertragen. Dabei treten die Zellfortsätze der Nervenzellen nicht durch direkten Kontakt miteinander in Beziehung, sondern durch die Wirkung chemischer Botenstoffe, den Neurotransmittern. Diese werden von den Nervenzellen selbst produziert und am Ende der Nervenfaser, wo diese sich zu einem kleinen Endknöpfchen verdickt, in Bläschen, den Vesikel, gespeichert. Das Endknöpfchen der Nervenfaser und die Membran des an ihn angrenzenden Dendriten bilden gemeinsam die Synapse.

Nahezu alle Zellen des menschlichen Körpers werden immer wieder neu gebildet. Ein charakteristisches Beispiel dafür sind die roten Blutkörperchen, deren Produktion sich sogar den notwendigen Gegebenheiten anpaßt. Bei Sauerstoffmangel, wie zum Beispiel beim Aufenthalt in großen Höhen, werden rasch neue Zellen gebildet, um die Versorgung des Organismus mit Sauerstoff zu gewährleisten.

Den Nervenzellen fehlt diese Eigenschaft, sie können sich nach Abschluß der embryonalen Entwicklung nicht mehr teilen. Das bedeutet, daß der bis zur Geburt gebildete Vorrat von etwa 100 Milliarden Zellen ein Leben lang reichen muß. Zwar ist das Gehirn mit ausgezeichneten Reparatur-Mechanismen ausgestattet, die kleine Schäden ausgleichen können, doch die Wirkung größerer Giftmengen, darunter auch die des Alkohols, oder mechanische Schäden nach Unfällen und Verletzungen können nicht mehr korrigiert werden und führen zum Tod der Zellen. Zum Glück ist der Vorrat an Nervenzellen so groß, daß beim Untergang einiger Zellen noch keine Störungen der Funktion auftreten. Erst wenn ein gewisses Maß überschritten ist, werden Veränderungen offensichtlich, wie zum Beispiel Vergeßlichkeit oder psychische Auffälligkeiten.

Erreicht ein Nervensignal die Synapse, so entlassen einige Vesikel die Neurotransmitter in den schmalen Spalt zwischen der Membran des Endknöpfchens und der Membran des angrenzenden Dendriten. Die Neurotransmitter-Moleküle passieren den mit Flüssigkeit gefüllten Spalt und werden von Rezeptoren, speziell für jeden Neurotransmitter gebauten Eiweißstrukturen, gebunden. Dabei ändert sich die Struktur des Rezeptors, und diese Änderung führt zu weiteren Reaktionen in der nachfolgenden Nervenzelle. Bis heute kennen wir an die hundert verschiedener Neurotransmitter und sind damit sicherlich noch nicht am Ende. Sie können erregend oder hemmend auf die Tätigkeit der Nervenzellen wirken.

Wenn Medikamente oder Nervengifte in das Gehirn gelangen, können sie auf verschiedene Weise in den Prozeß der chemischen Übertragung eingreifen. Alle Neurotransmitter werden mit Hilfe von Enzymen aus Vorstufen in den Nervenzellen gebildet. Bereits bei diesem Schritt setzen manche Medikamente ein, indem sie die jeweiligen Enzyme in ihrer Wirkung hemmen oder fördern. In der Folge kommt es zur verminderten oder gesteigerten Bildung der Neurotransmitter. Sie können auch deren Wirkung verändern oder nachahmen und so in die

Funktion des Gehirns eingreifen. Aber auch die Bindung der Neurotransmitter an die Rezeptoren lassen sich durch Drogen oder Medikamente verändern. Viele der sogenannten Psychopharmaka binden bevorzugt an einzelne Rezeptoren, blockieren diese damit und hemmen so die Wirkung des körpereigenen Transmitters.

Die Mehrheit des Gehirngewebes wird allerdings nicht von den Nervenzellen und deren Fortsätzen gebildet, sondern vom Stützgewebe, den Gliazellen. Sie füllen den Raum zwischen den Nervenzellen und ihrer Fortsätze aus, stützen das zarte Netzwerk und sind wichtig für die Ernährung der äußerst anfälligen Nervenzellen. Gliazellen sorgen für den reibungslosen Ablauf des normalen Stoffwechsels, indem sie mit Hilfe von Pumpsystemen die stets anfallenden Abbauprodukte von den Nervenzellen absaugen und über die Blutgefäße abtransportieren. Nach den neuesten Erkenntnissen haben die Gliazellen nicht nur Funktion als „Hausmeister des Gehirns“. In vielen Experimenten ließ sich zeigen, daß sie modulierend in die Funktion der Nervenzellen eingreifen und damit auch bei der Übertragung von Signalen von Bedeutung sind.

Das Gehirn eines erwachsenen Menschen wiegt etwa 1500 g. Es besteht rechts und links aus vier Teilen, „Lappen“ (frontal, parietal, temporal und occipital), die jeweils in der Mitte durch eine tiefe Spalte getrennt sind. Am Boden dieser Spalte liegt ein dickes Band aus Nervenfasern, die Hirnbasis, die die beiden Hälften des Gehirns verbindet. In diesen vier Hauptlappen sind Funktionen wie Koordination der Muskulatur, Denken, Gedächtnis, Sprache, Hören und Sehen lokalisiert. Heute weiß man, daß die beiden Gehirnhälften nicht identisch sind. So wird bei den meisten Menschen auf der linken Seite (Hemisphäre) die sprachliche Gewandtheit und das konzeptuelle Denken kontrolliert, rechts dagegen das intuitive Denken.

In der Hirnbasis liegen einzelne klar abgrenzbare Strukturen des Gehirns, wie der Thalamus, Hypothalamus, Hypophyse, das limbische System, die Basalganglien, Mittelhirn und der Hirnstamm, der in das Rückenmark übergeht, das weiter im Wirbelkanal verläuft. Es ist vor allem die Region der Hirnbasis, die alle vitalen Funktionen kontrolliert, wie Atmung, Herzfunktion und das Hormonsystem. An den Hirnstamm angelagert ist das Kleinhirn, das nicht nur die Funktion der Muskulatur koordiniert, sondern auch mit dem Hirnstamm in Beziehung tritt.

Das gesamte Gehirn ist umgeben vom knöchernen Schädel und schwimmt sozusagen in einer Flüssigkeit, dem Liquor. Der Liquor zirkuliert um das Gehirn durch eine Reihe von Kanälen, die sich zu größeren Räumen, den Ventrikeln, erweitern. Dieses Ventrikelsystem des Gehirns ist mit dem Kanalsystem des Rükkenmarks verbunden, welches ebenfalls von Liquor umgeben, und damit für Untersuchungen zugänglich ist.

Welche Gebiete des Gehirns sind für die Schizophrenie relevant?

Lange Zeit wurde angenommen, daß die äußeren Regionen des Gehirns bei der Schizophrenie betroffen sind, denn ihnen wurden alle wichtigen Funktionen zugeschrieben. Das limbische System, das tief unter der Oberfläche, sozusagen im Zentrum des Gehirns, verborgen liegt, schien weniger von Bedeutung. Es wurde eher als „Entwicklungsrest" der Evolution ohne besondere Funktion angesehen.

Diese Meinung hat sich nun radikal geändert. Das limbische System ist, anatomisch betrachtet, eine kleine Region, doch es beinhaltet eine Reihe von wichtigen Strukturen für alle Körperfunktionen, darunter vor allem des Denkens und Fühlens. Nervenfasern aus diesem Gebiet gelangen in jede Region des Gehirns, reichen bis in den Hirnstamm am Übergang zum Rückenmark und sogar in das Kleinhirn. Es ist das limbische System, das nahezu alle von außen an das Gehirn herankommende Reize aufnimmt, sortiert und dann weiterleitet. Erst diese Harmonisierung der Signale ermöglicht eine geregelte Aktivität aller Funktionen.

Da nun die Bedeutung dieser zentralen Region erkannt war, ließ sich im Tierversuch zeigen, daß schon geringe Störungen oder elektrische Stimulation im limbischen System zu erheblichen Veränderungen des Verhaltens führen. Auch bei Menschen gab es rasch Hinweise auf die Beeinflussung des

Verhaltens durch das limbische System. Kleinste Tumore oder Blutungen in diesem Gebiet werden neben vielen anderen Symptomen auch von denen der Schizophrenie begleitet. Daher gewann das limbische System für die Entstehung der Schizophrenie eine besondere Bedeutung. Doch welche der vielen Strukturen, die im limbischen System zusammengefaßt sind, nun tatsächlich verantwortlich sind, bleibt weiterhin Gegenstand der Diskussion. Es wäre auch denkbar, daß die Störungen im limbischen System als Reaktion auf andere Defekte des zentralen Nervensystems auftreten.

Untersuchungsmethoden

Als mögliche Orte der organischen Störung kommen die Struktur des Gehirns mit den Nervenzellen, den Nervenbahnen und den sie umgebenden Stützgeweben, sowie eine veränderte Funktion in Betracht. Die Techniken der Untersuchungsmethoden wurden in den letzten Jahren erheblich verfeinert und erlauben uns, durch die sogenannten „bildgebenden" Verfahren nun zumindest gröbere Veränderungen in der Struktur des lebenden Gehirns zu erkennen. Doch der aktuelle funktionelle Zustand, eine mögliche Störung im Zusammenspiel der einzelnen biochemischen Prozesse lassen sich nur äußerst schwierig aufklären.

Das erklärt, warum unserem Zuwachs an Erkenntnissen über die Ursachen immer noch Grenzen gesetzt sind. Denn auch dann, wenn uns die bildgebenden Verfahren unveränderte Strukturen des Gehirns zeigen, kann die Übertragung der Signale verändert oder gestört sein und damit zu den charakteristischen Symptomen führen. Eine Schlüsselstellung nimmt hier die Übertragung der Signale in den Synapsen ein. Veränderungen in der Konzentration der Neurotransmitter oder in der Ansprechbarkeit der zugehörigen Rezeptoren wirken sich auf die gesamte Funktion des Gehirns aus und führen zu einem Ungleichgewicht im Zusammenspiel der einzelnen Systeme. Da die Symptome der Schizophrenie meist nicht konstant vorhanden sind, sondern in mehr oder weniger häufigen Episoden auftreten, spricht vieles dafür, daß es immer wieder zu vorübergehenden Veränderungen der Signalübertragung kommt.

Neuropathologie und bildgebende Verfahren

Bereits vor gut hundert Jahren war man in der Lage, Schäden zu erkennen, die auf Blutungen, Entzündungen, Druck, Verschiebungen oder Schwund des Gewebes im Gehirn zurückzuführen sind. Diese neuroanatomischen Untersuchungen wurden unterstützt durch das Mikroskop und spezielle Färbetechniken, welche die Beobachtung auf zellulärer Ebene erlaubten. Damit ließ sich nun feststellen, in welchem Ausmaß die Nervenzellen zerstört waren.

Doch diese Untersuchungen können erst nach dem Tod, als sogenannte „postmortem-Studien" durchgeführt werden. Damit kennzeichnen sie in jedem Falle eher einen Endpunkt der Erkrankung und dienen weniger der Erforschung der Ursachen. Sie lassen uns leider völlig darüber im Unklaren, ob die gefundenen Veränderungen erst im Rahmen jahrzehntelanger Krankheitsdauer auftraten oder als auslösende Faktoren in Frage kommen.

Die Einführung der Röntgentechnik ermöglichte es, eine grobe Beurteilung des Gehirns bereits zu Lebzeiten vorzunehmen, doch das Maß der Bild-Auflösung war viel zu schwach, um einzelne Regionen des Gehirns damit beurteilen zu können. Erst mit der Entwicklung der sogenannten „bildgebenden Verfahren", wie der Computertomographie (einer wesentlich verbesserten Röntgentechnik), der Kernspintomographie (die Gehirnstrukturen mittels elektromagnetischer Wellen erkennen läßt) und der Elektroenzephalographie, welche die elektrischen Ströme des Gehirns mißt und sichtbar macht, gelang ein Durchbruch. Damit lassen sich Strukturen des Gehirns darstellen, es zeigt sich, ob bestimmte Regionen in Größe oder Form verändert oder durch Stützgewebe ersetzt sind.

Eine besondere Form der Elektroenzephalographie, bei der die Daten vieler Tausend Einzelmessungen vom Computer in einem Bild dargestellt werden, gibt uns sogar Auskunft über manche Funktionen des Gehirns, wie die Durchblutung der einzelnen Regionen in Ruhe und bei minimalen Bewegungen.

Durch ein spezielles Verfahren, das „Positron-Emissions-Tomographie (PET)“ genannt wird, gelingt es nun, die ungefähre Anzahl verschiedener Rezeptoren in den jeweiligen Hirnregionen darzustellen. Dabei wird dem Patienten eine speziell markierte Substanz injiziert, die bevorzugt an den jeweiligen Rezeptoren im Gehirn bindet. Die nun dort lokalisierte Substanz kann mit dieser speziellen Technik sichtbar gemacht werden und gibt uns Auskunft darüber, ob deren Zahl vermindert oder erhöht ist.

Biochemische Methoden

Es ist das Ziel der biochemischen Forschung, Einblicke in die molekularen Stoffwechselvorgänge des Gehirns zu erhalten. Auch hier war man lange auf Ergebnisse der Untersuchungen nach dem Tod angewiesen. In einzelnen Regionen des Gehirns wurden die Zahl der Rezeptoren, die Konzentration der Neurotransmitter und deren Abbauprodukte bestimmt. Diese Befunde sind noch schwieriger zu interpretieren als die der morphologischen Untersuchungen über mögliche Strukturveränderungen des Gehirns. Neurotransmitter und deren Abbauprodukte, Enzyme und Rezeptoren sind hochentwickelte und spezialisierte Eiweißstoffe, die schon bald nach dem Tod zersetzt werden. Es ist also ein Wettlauf mit der Zeit, in den einzelnen Hirnregionen danach zu suchen, ob Störungen in diesem System vorliegen. Außerdem gewinnen wir damit nur Einblicke in die Mengenverhältnisse, nicht dagegen in die aktuelle Funktionslage zum Zeitpunkt der akuten Psychose.

Auch in der biochemischen Forschung hat sich die Technik in den letzten Jahren rasant entwickelt. Wir sind in der Lage, die Reaktionen der Zellen und Rezeptoren bis auf kleinste Strukturen zurückzuverfolgen und deren Regulationsmechanismen experimentell zu untersuchen. Das gelingt uns nicht nur im Tierversuch, sondern auch mit Gewebe von menschlichem Gehirn, wenn anläßlich neurochirurgischer Eingriffe Proben entnommen werden. Doch es handelt sich dabei so gut wie nie um das Gehirn Schizophrener, sondern meist um Patienten mit Tumoren.

Die biochemische Forschung hat einen anderen Weg beschritten, der auf den ersten Blick wenig plausibel klingt. Sie weicht aus auf die Untersuchung des Blutes und peripherer Zellen und versucht damit auf Umwegen etwas über mögliche Störungen der Funktion zu erfahren.

Viele der bekannten Neurotransmitter haben nicht nur im zentralen Nervensystem, sondern auch in der Peripherie wichtige Funktionen. Jeder kennt die Wirkung des „Adrenalinstoßes" in der Schrecksekunde, der den gesamten Organismus in Aufruhr bringt und in Alarmbereitschaft versetzt. Auch andere dieser Stoffe wie Azetylcholin und Dopamin sind von wesentlicher Bedeutung für eine geregelte Funktion des Herz-Kreislaufsystems.

Die Konzentration dieser Transmitter und ihrer Abbauprodukte läßt sich im Blut bestimmen und kann so auf das Zusammenspiel der Systeme hinweisen. Doch die Frage bleibt offen, wieviel der im Blut gemessenen Konzentrationen tatsächlich aus dem Gehirn stammen und Rückschlüsse auf dessen Funktion geben können. Zwar besteht eine Verbindung, da auch das Gehirn über die Blutgefäße versorgt wird und in einem Art Filtersystem, der Blut-Hirn-Schranke, die Stoffe ausgetauscht werden. Doch man muß davon ausgehen, daß der überwiegende Anteil der Transmitter in der Peripherie selbst gebildet wird und nur wenig den Funktionszustand des Gehirns widerspiegelt. Aus diesem Grund sind diese Untersuchungen in den letzten Jahren zunehmend in den Hintergrund gerückt.

Der zweite Ansatzpunkt wird nach wie vor verfolgt. Schon seit einigen Jahren ist bekannt, daß die speziellen Rezeptoren für Neurotransmitter nicht nur im Gehirn gebildet werden, sondern auch an manchen Blutzellen des Menschen. Warum der Organismus diesen seltsamen Weg beschreitet, und welche Funktion diese Rezeptoren an Blutzellen haben, ist bisher völlig unklar. Eindeutig bewiesen ist aber, daß manche dieser Rezeptoren bis in das kleinste Eiweißmolekül identisch sind mit denen des Gehirns. Wenn diese Rezeptoren mit geeigneten Substanzen stimuliert oder gehemmt werden, lassen sich identische molekulare Reaktionen nachweisen, wie wir sie von den Nervenzellen kennen. Obwohl auch hier die Frage unbeantwortet bleiben muß, ob diese Rezeptoren auch bei psychisch Kranken im Gehirn und in der Peripherie gleich verändert sind, werden sie vielfach als periphere Modelle herangezogen, da sie die einzige Möglichkeit bieten, etwas über gestörte Regulationsvorgänge zu erfahren.

Besonders viele Rezeptoren wurden an zwei Zelltypen des Blutes identifiziert, den Blutplättchen, deren Funktion die Blutgerinnung ist, und den Lymphozyten, deren Hauptaufgabe in den immunologischen Abwehrmechanismen liegt. Blutplättchen sind leicht und in großer Zahl zu isolieren und werden in der psychiatrischen Forschung daher häufig untersucht.

Eine größere Attraktivität haben allerdings die Zellen des Immunsystems, da sie viele Reaktionsformen zeigen, wie wir sie aus dem Gehirn kennen. Schon sehr lange hatte man Hinweise, daß Gehirn und Immunsystem eng gekoppelt sind und miteinander in Wechselbeziehung stehen. Diese Interaktion zwischen beiden Systemen wurde in vielen Tierstudien bestätigt. So war man auch in der Lage zu beweisen, daß sich das Immun- und Nervensystem gegenseitig beeinflussen. Störungen zentraler Regionen und Transmittersysteme durch elektrische Stimulation oder Injektion bestimmter Substanzen führten zu Veränderungen, meist zum Erliegen der Immunfunktion. Umgekehrt veränderte sich auch das Zusammenspiel zentraler Transmittersysteme, wenn in der Peripherie das Immunsystem gehemmt oder stimuliert wurde. Heute weiß man auch, daß Immunzellen, also Lymphozyten, einerseits in der Lage sind, Stoffe herzustellen, die den Neurotransmittern sehr ähnlich sind und andererseits viele andere Funktionen mit den Nervenzellen gemeinsam haben.

Mittlerweile sind diese Untersuchungen so umfassend und zahlreich geworden, daß sie sogar einen eigenen Bereich der biologisch psychiatrischen Forschung darstellen, die Psychoneuroimmunologie.

Hypothesen über die Ursache der Schizophrenie

Trotz der Flut der Untersuchungen ist die Ursachenforschung bisher nicht wesentlich über die Bildung von Hypothesen hinausgekommen. Aus allen Forschungsbereichen gibt es Einzelbefunde, die zumindest einige Aspekte zu erklären scheinen und bei manchen Kranken auch tatsächlich in ursächlicher Beziehung stehen könnten.

Die Hypothese der Gehirn-Struktur-Veränderungen

Die Vorstellung, daß eine Schädigung des Gehirns mit Verlust von Nervenzellen die Ursache der Schizophrenie sein könnte, hatte schon früh zahlreiche Anhänger. Doch diese Hoffnung wurde sehr rasch enttäuscht, denn bereits die zu Beginn des Jahrhunderts durchgeführten neuropathologischen Sektionsbefunde gaben keine Anhaltspunkte für eine Hirnschädigung.

Seit sich das Gehirn zu Lebzeiten ohne Risiko durch die bildgebenden Verfahren darstellen läßt, erlebte diese Forschungsrichtung geradezu eine Renaissance. Mehr als 100 Untersuchungen mit Computer- und Kernspintomographie wurden in den letzten Jahren zu dieser Frage durchgeführt. Das Resumee daraus ist, daß sich bei einer Reihe von Erkrankten tatsächlich Zeichen finden, die auf eine geringfügige regionale Hirnschädigung hinweisen. Es zeigten sich vor allem Erweiterungen der Hirnventrikel, also der mit Liquor gefüllten Räume im Gehirn, aber auch Veränderungen in einzelnen Strukturen des limbischen Systems, im Temporallappen und anderen Hirnarealen, die auf geringe Abbauprozesse in diesen Gebieten hinweisen.

Was bedeuten nun diese Veränderungen? Sind sie als mögliche Ursachen der Schizophrenie anzusehen? Sie geben uns keine Auskunft darüber, auf welchen Ursachen diese strukturellen

Veränderungen des Gehirns basieren. Werden sie schon während der Entwicklung des Gehirns angelegt und sind somit als Entwicklungsstörung zu betrachten, oder entstehen sie erst später, während der Kindheit oder Pubertät und aus welchem Grund? Wenn es sich um Degenerationen nach toxischen Schäden handeln würde, dann müßten diese weiter fortschreiten, doch dazu kommt es nicht.

Eine der am häufigsten vertretenen Erklärungen ist, daß es sich um die Folgen von Komplikationen während der Schwangerschaft oder Geburt handelt. Die Entwicklung des Gehirns gelangt erst nach der Geburt zu ihrer endgültigen Reife, indem die Nervenzellen in die ihnen zugehörigen Regionen einwachsen. Wenn diese Reifung durch verschiedene Einflüsse wie Komplikationen während der Schwangerschaft oder Geburt gestört wird, gelangen die Nervenzellen nicht in die ihnen zugedachte Region. Manche Arbeitsgruppen nehmen an, daß diese Gebiete des Gehirns Orte verminderter Widerstandsfähigkeit sind und damit zum Risiko, an einer Schizophrenie zu erkranken, beitragen. Demnach würde das Leiden generell auf die Entwicklungsstörung zurückgehen.

Doch bisher handelt es sich dabei nur um eine interessante Hypothese. Denn die bei manchen Schizophrenen beobachteten Veränderungen sind offensichtlich eher selten und nicht nur bei Schizophrenie vorhanden. Es wäre durchaus denkbar, daß es sich um ein zufälliges Zusammentreffen der morphologischen Veränderungen und der Schizophrenie handelt.

In klinischer Hinsicht bilden Patienten mit morphologischen Veränderungen des Gehirns allerdings eine Gruppe unter den Schizophrenen: Es dominiert die negative Symptomatik und das Ansprechen auf die Behandlung ist in der Mehrzahl der Fälle äußerst mäßig.

Biochemische Hypothesen

Zu den ältesten Erklärungsmodellen der Schizophrenie gehört das der gestörten Biochemie des Gehirns. Schon sehr früh vermutete man „Gifte“, die entweder von außen zugeführt oder im

Körper selbst durch Abbauprodukte des Stoffwechsels entstehen und die Erkrankung verursachen. Es gab ja auch das Beispiel, daß durch manche Drogen Halluzinationen hervorgerufen werden können. Lange Zeit tappte man völlig im Dunkeln. Mit den wenigen chemisch analytischen Methoden, die man zur Verfügung hatte, wurden Untersuchungen des Serums und des Urins vorgenommen, doch keine Unterschiede gefunden.

Der endgültige Durchbruch kam mit der Entwicklung der Psychopharmaka und mit den Hypothesen über deren Wirkmechanismen. Mit diesen Substanzen ließ sich in Tierversuchen zeigen, welche Wirkung sie auf die Bildung und Freisetzung der Neurotransmitter haben, welche Rezeptoren sie blockieren und damit dem Zugriff der körpereigenen Stoffe entziehen. Da man nun zu wissen glaubte, über welche Mechanismen diese Substanzen die Symptome der Psychose vermindern, schien der Schritt zur Aufklärung der Ursachen schon fast getan.

In den letzten dreißig Jahren wurden zahlreiche Hypothesen formuliert und zum Großteil wieder verworfen. Im Vordergrund standen gestörte Übertragungsmechanismen durch veränderte Konzentrationen der Transmitter oder deren Rezeptoren. Auch die Zusammensetzung der Zellmembran, in die die Rezeptoren eingebettet sind, schien ein Ort möglicher Störung zu sein und wurde eingehend untersucht. Viele tierexperimentelle Befunde über die Wirkmechanismen der antipsychotisch wirksamen Substanzen schienen eines zu bestätigen: der Botenstoff Dopamin ist von entscheidender Bedeutung. Man wurde auf Dopamin auch aus anderen Gründen aufmerksam. Die Droge Amphetamin erhöht die Konzentration des Dopamins im Gehirn und ruft gleichzeitig schizophrenieähnliche Symptome auch bei Gesunden hervor. Ähnliche Erfahrungen machte man auch mit L-Dopa, einem Medikament, das bei der Schüttellähmung (Morbus Parkinson) den Dopamin-Mangel im Gehirn ausgleichen soll, da es im Gehirn zu Dopamin umgewandelt wird. Ein Zuviel an Dopamin schien der ursächliche Auslöser für psychotische Symptome. So wurde die Dopaminhypothese vor nahezu 30 Jahren formuliert und postulierte eine Überaktivität des Dopamin-Systems als wesentliche Ursache der Schizophrenie.

Es galt zu untersuchen, ob zuviel Dopamin produziert und damit ständig die Rezeptoren übererregt werden. Die andere Möglichkeit ist ein Überschuß an Rezeptoren, die zuviel des Dopamins aufnehmen und damit zu der gesteigerten Reaktion führen. Mit allen zur Verfügung stehenden Methoden wurde versucht, diese Überaktivität des dopaminergen Systems nachzuweisen, doch es gelang immer nur in einzelnen Untersuchungen. In manchen Studien ließ sich sogar nachweisen, daß die dopaminerge Aktivität in manchen Gehirnregionen vermindert war. Damit ließ sich die Hypothese weder beweisen noch widerlegen.

Wie soll man diese Ergebnisse nun interpretieren? Sich ganz von der Dopamin-Hypothese trennen? Dazu gab es zuviele Beweise, daß Dopamin zumindest bei der Entstehung von Wahn und Halluzinationen, gesteigerter Erregbarkeit, also den produktiven Symptomen, eine wichtige Rolle spielt. Damit übereinstimmend hatte sich herausgestellt, daß bei Patienten mit negativer Symptomatik die dopaminerge Aktivität eher vermindert ist. Dopamin spielt ohne Zweifel eine große ursächliche Rolle in der Entstehung mancher Symptome der Erkrankung, doch es läßt sich nicht generell mit „der Schizophrenie“ in Beziehung setzen.

Daher orientiert sich die biologische Forschung zunehmend weg von der isolierten Betrachtung eines Einzelsystems und wendet sich eher der Gesamtheit zu. Wir müssen davon ausgehen, daß auch nur geringe Änderungen der Konzentration eines Transmitters eine ganze Kaskade von nachfolgenden Reaktionen der anderen Systeme hervorrufen, die wir heute noch nicht überblicken.

Die Virus-Hypothese

Die Frage, ob Schizophrenie eine Infektionskrankheit ist und durch Viren hervorgerufen wird, beschäftigt zum Teil heute noch die Wissenschaft. In einigen Fällen wurden Virus-Partikel in der Rückenmarksflüssigkeit schizophrener Patienten entdeckt und damit als Beweis gesehen. Was aber als viel wichtiger erachtet wird, ist die Tatsache, daß sich anhand der Virus-Hypothese manche Ungereimtheiten der Schizophrenie plausibel darstellen lassen, für die man bisher keine Erklärung fand. So ist bei der Schizophrenie überwiegend das limbische System betroffen, nicht das gesamte Gehirn. Auch Viren breiten sich nicht generell über das Gehirn aus, sie bevorzugen einige Gebiete und umgehen andere völlig. Zum Beispiel greift das Tollwut-Virus nur eine spezielle Art der Nervenzellen an und führt damit zu den charakteristischen Symptomen. Viren greifen in wichtige Zellfunktionen ein, stellen die gesamte Funktion der Zelle in ihren Dienst und lassen scheinbar dennoch die Struktur dieser Zellen völlig intakt.

Ein weiteres Charakteristikum von Viruserkrankungen paßt sehr gut zur Schizophrenie. Bisher gibt es keine schlüssige Erklärung für die Frage, warum die Erkrankung erst in der Adoleszenz oder im frühen Erwachsenenalter in Erscheinung tritt. Viren können über viele Jahre latent, das heißt ohne Funktion, ohne eigenen Stoffwechsel, „stumm" und unbemerkt vorhanden sein, plötzlich aber sehr aktiv werden und zu Krankheitssymptomen führen. Das könnte bedeuten, daß die Infektion schon während der Embryonalzeit in der Gebärmutter stattgefunden hat, die Viren aber erst viele Jahre später aktiv werden.

Und in einigen Studien ließ sich tatsächlich zeigen, daß unter den Kindern, die etwa 4 Monate nach einer Grippe-Epidemie geboren wurden, ein unverhältnismäßig hoher Anteil später an Schizophrenie erkrankte. Man nahm an, daß durch die Infektion das Gehirn des Ungeborenen in einer Weise geschädigt worden war, die sich zwei bis drei Jahrzehnte später in Form einer Schizophrenie auswirkte. Diese Befunde werden immer wieder als Beweis für die Virushypothese herangezogen, obwohl nicht ausgeschlossen ist, daß es sich um Zufallsbefunde handelt.

Die einzelnen Beobachtungen und Argumente erscheinen uns sehr schlüssig, weil sie manche offenen Fragen klären. Doch zusammengefaßt gibt es heute wenig verläßliche Hinweise, die für eine wesentliche Beteiligung der Viren an der Genese der Schizophrenie sprechen.

Die bereits angesprochene psychoneuroimmunologische Forschungsrichtung weist auf veränderte Immunfunktionen der Lymphozyten Schizophrener hin, die sich bisher allerdings nicht klar deuten lassen. Etwas scheint sich jedoch auch hier wieder zu bewahrheiten, nämlich, daß bei Patienten mit überwiegend negativer Symptomatik und schlechtem Verlauf, mäßigem Ansprechen auf die Behandlung, Abweichungen der Immunfunktion ausgeprägter vorhanden sind. Vielleicht stehen bei diesen Patienten doch die organisch meßbaren Veränderungen mehr im ursächlichen Zusammenhang als bei den Patienten mit der überwiegend produktiven Symptomatik.

Ist Schizophrenie eine Erbkrankheit?

Zu den ältesten Hypothesen über mögliche Ursachen der Schizophrenie gehört die genetische Hypothese. Schon früh wurde beobachtet, daß „der Wahnsinn" in Familien gehäuft auftritt. Doch familiäre Häufung von Krankheiten muß nicht unbedingt eine genetische Ursache haben. Von den Angehörigen erlernte Verhaltensmuster, gemeinsame Umweltfaktoren wie Ernährung oder Infektionskrankheiten können ebenso die Ursache für das wiederholte Auftreten in Familien sein wie die genetische Disposition. Doch Fragen nach der Erblichkeit werden von Angehörigen spätestens immer dann gestellt, wenn in einer Familie ein Krankheitsfall auftritt. Wenn Schizophrenie eine erblich bedingte Krankheit ist, dann würde das bedeuten, daß sie durch die Gene von Generation zu Generation weitergegeben wird und in den Familien nach einem bestimmten Muster zu verfolgen wäre.

Die Gene sind auf den Chromosomen in den Kernen aller unserer Körperzellen lokalisiert. Nach der Zeugung erhalten wir jeweils die Hälfte der Chromosomen von je einem Elternteil. Danach lassen sich verschiedene Charakteristika verfolgen, die z. B. dazu führen, daß man von Ähnlichkeit mit einem der beiden Eltern spricht. Vor allem was die Erbkrankheiten betraf, waren in den früheren Jahren die genetischen Theorien (Mendel'sche Erbgesetze) relativ simpel: die Vererbung des krankheitserregenden Gens erfolgte entweder dominant oder rezessiv. Bei dominanter Vererbung genügt bereits ein Gen von einem Elternteil, um bei den Nachkommen zur Krankheit zu führen. Bei rezessiver Vererbung muß dagegen das entsprechende Gen von beiden Elternteilen kommen. Wenn einer der Eltern dieses rezessive Gen nicht hat, wird das krankheitserregende des anderen nicht aktiviert. Die Veranlagung „schlummert", und die Krankheit kommt nicht zum Ausbruch. Nicht zuletzt aus diesem Grund wurde die Inzucht jahrhundertelang als schädlich angesehen, da damit gehäuft rezessive Erbkrankheiten auch bei entfernten Verwandten manifest werden.

Wie auch in vielen anderen Bereichen der psychiatrischen Forschung war es Emil Kraepelin, der den Anstoß gab, die genetische Hypothese zu überprüfen. Seit Beginn dieses Jahrhunderts wurden in großen Familienstudien mit über tausend Angehörigen die Fälle von Erkrankungen untersucht und mit dem Risiko in der Gesamtbevölkerung verglichen. Vor allem die ersten dieser Untersuchungen, die überwiegend in Europa durchgeführt wurden, schienen die genetische Hypothese eindeutig zu belegen. Das Erkrankungs-Risiko der Angehörigen war mit etwa 20% weit über dem der Allgemeinbevölkerung von 1%. Das konnte kein Zufall mehr sein.

In den nachfolgenden Untersuchungen, die mit verbesserter Methodik vor allem hinsichtlich der Diagnostik durchgeführt wurden, reduzierte sich die anfänglich sehr hohe Zahl etwas. Die großen, systematisch durchgeführten Untersuchungen wurden nochmals überarbeitet und das Risiko zu erkranken, unter Berücksichtigung des Verwandtschaftsgrades, die sogenannten Risikoziffern, festgelegt. Dabei ergab sich, daß, verglichen mit dem Risiko der Gesamtbevölkerung von 1%, bereits 9–16% der Kinder und 8–14% der Geschwister Schizophrener an derselben Krankheit erkranken. Wenn beide Elternteile schizophren sind, steigt das Risiko auf 48%. Bei Verwandten zweiten Grades nimmt das Risiko auf 2–4% ab, bei Verwandten dritten Grades besteht im Vergleich zur Bevölkerung bereits kein erhöhtes Risiko mehr.

Obwohl diese Ergebnisse sehr überzeugend wirken, geben sie keinen Hinweis auf die Art der Vererbung, wie sie in den Mendelschen Gesetzen formuliert worden war. Damit blieben die Argumente der analytisch orientierten Forscher, daß gemeinsame Umweltbedingungen diese familiäre Häufung ebenso auslösen können, unbeantwortet. Eine jahrzehntelange, heftige Debatte über den Einfluß von Erziehung, Umwelt, Ernährung oder erblichen Faktoren schloß sich an. Der psychoanalytische Ansatz gewann vor allem in den USA zeitweilig so sehr an Gewicht, daß der genetische oder konstitutionelle Einfluß völlig verleugnet wurde.

Den tatsächlichen Beweis für die genetische Beteiligung konnten erst die Zwillings- und Adoptionsstudien erbringen. Die Zwillingsstudien gehen von der Tatsache aus, daß eineiige Zwillinge genetisch als ein Individuum zu betrachten, also identisch sind. Zweieiige Zwillinge sind dagegen, genetisch gesehen, wie Geschwister. Unter der Annahme einer genetisch bedingten Ursache müßten eineiige Zwillinge wesentlich häufiger am gleichen Leiden erkranken als zweieiige, im wissenschaftlichen „Idealfall" würde die „gleichsinnige" Erkrankung (Konkordanzrate) 100% betragen, das bedeutet, beide haben dieselbe Krankheit.

Die Ergebnisse dieser Untersuchungen waren positiv und negativ zugleich. Zwar waren die Konkordanzraten bei eineiigen Zwillingen etwa 4mal so hoch wie bei den zweieiigen und damit ein Hinweis auf genetische Faktoren, doch auch die Konkordanzraten der eineiigen Zwillinge waren mit etwa 50% weit davon entfernt, die genetische Ursache als einzige abzusichern. Andere Faktoren müssen eine Rolle spielen.

Die Adoptionsstudien sollten den Einfluß der Umweltfaktoren klären. Sie basieren auf folgender Hypothese: Wenn die gemeinsamen Umwelt-Bedingungen in Familien für die Entstehung der Schizophrenie eine so große Bedeutung haben, dann sollte bei Kindern schizophrener Eltern die Krankheit nicht ausbrechen, wenn sie schon früh von ihrem „kranken" Umfeld wegadoptiert werden und in „gesunden“ Familien aufwachsen. Andererseits sollten Adoptivkinder gesunder Eltern häufiger an Schizophrenie erkranken, wenn sie in Adoptiv-Familien mit Schizophrenie aufwachsen.

Auch diese Untersuchungen untermauerten, daß genetische Faktoren eine Rolle spielen. Etwa 10% der Kinder schizophrener biologischer Eltern erkranken, auch wenn sie in nicht-schizophrenen Familien aufwachsen. Das entspricht dem Erkrankungsrisiko, das in den Familienstudien gefunden wurde und bestätigt den genetischen Einfluß mehr als die Zwillingsstudien. Auch aus diesen Ergebnissen ließ sich der Schluß ziehen, daß irgend etwas Notwendiges, wenn auch nicht allein Ausreichendes für die Entwicklung der Schizophrenie genetisch bedingt ist. Oder, wie Kety in Antwort an den Psychoanalytiker Thomas Szasz sagte: „Wenn die Schizophrenie ein Mythos ist, dann ein Mythos mit erheblicher genetischer Komponente.“ (S. Kety, 1983)

Sehr viel Hoffnung zur Aufklärung wurde in die neuen Techniken gesetzt, die Molekulargenetik. Mit Hilfe dieser Methode ist es in nur wenigen Jahren gelungen, die genetische Basis vieler Krankheiten aufzuklären. Die Ergebnisse überstürzen sich, fast täglich werden Gene auf den Chromosomen lokalisiert und charakterisiert, die für die Bildung von Enzymen, von Eiweißprodukten, Botenstoffen im Gehirn, für Wachstum und Differenzierung der Zellen und vieles mehr verantwortlich sind. Die Molekularbiologie und Molekulargenetik schreiten in ihren Erkenntnissen so rasch fort, daß diese Entwicklungen nicht nur positiv aufgenommen werden, sondern viele Menschen auch ängstigen. Der gentechnisch manipulierbare Mustermensch ist für viele eine beklemmende Vision geworden.

Warum aber blieb der Erfolg dieser Methode bei der Aufklärung einer Krankheit wie der Schizophrenie bisher versagt? Das von Mendel klar vorgegebene Vererbungsmuster, wie es sich bei den tatsächlichen Erbkrankheiten bedingungslos anwenden läßt, trifft für viele Krankheiten mit genetischer Basis nicht zu. So ließ sich bei einigen Erkrankungen, wie Stoffwechselerkrankungen, Hochdruck und einigen Krebsarten bereits nachweisen, daß nicht nur ein einzelnes Gen verantwortlich ist, sondern ein Zusammenspiel mehrerer Gene zu einer besonderen Disposition für die jeweilige Erkrankung führt. Doch diese Disposition alleine reicht nicht aus, zusätzliche Faktoren sind notwendig, damit es zum Ausbruch der Krankheit kommt.

Ähnliches scheint auch für die Schizophrenie zuzutreffen: Nicht die Schizophrenie selbst ist erblich, sondern eine Disposition, eine besondere Empfindlichkeit für die Erkrankung, hervorgerufen durch ein oder mehrere Gene. Zusätzliche Faktoren wie Umwelteinflüsse sind für den Ausbruch der Krankheit erforderlich.

Ein weiteres Problem liegt in der Krankheit selbst. Schon Bleuler sprach 1911 von „der Gruppe der Schizophrenien" und nahm an, daß unter diesem Begriff Krankheiten zusammengefaßt werden, die sich im klinischen Bild ähnlich sind. Auch heute wissen wir noch nicht, ob all die verschiedenen Krankheitsbilder, die wir als Schizophrenie bezeichnen, eine gemeinsame Ursache haben. Die erheblichen Unterschiede in der Symptomatik und im Verlauf der Erkrankung werden von vielen Forschern als Indiz dafür gewertet, daß verschiedene Defekte, eventuell in unterschiedlichen Regionen des Gehirns, der Ausgangspunkt dieser Prädisposition sind.

Unser Konzept von den Ursachen der Schizophrenie hat sich in wenigen Jahren gewandelt. Heute stehen wir nicht mehr vor der Alternative, ob Schizophrenie erb- oder umweltbedingt ist, sondern vor einem „Sowohl als Auch". Wir haben deshalb nicht nur nach den organischen Ursachen zu suchen, sondern auch die Umweltfaktoren in Betracht zu ziehen.

Zusammenfassung

Die Hypothese, daß eine Störung der biochemischen Balance im Gehirn der ursächliche Faktor für die Entstehung der Schizophrenie ist, dominierte jahrzehntelang die psychiatrische Forschung. In den letzten Jahren kamen noch strukturelle Veränderungen des Gehirns als mögliche Ursache hinzu. Das Ergebnis all dieser Bemühungen ist zwar eine Fülle von Einzeldaten und ein enormer Zuwachs an Erkenntnissen über die Funktion des Gehirns, aber auch eine gewisse Resignation, die Ursache der Schizophrenie jemals so eindeutig definieren zu können, wie es wünschenswert wäre.

Zu den klaren und daher positiven Erkenntnissen all dieser Untersuchungen gehört, daß nicht ein System alleine gestört ist. Es reicht auch sicherlich der morphologisch nachweisbare Defekt einer Region nicht aus, um das klinische Bild Schizophrenie hervorzurufen. Vielmehr ist zu vermuten, daß das Zusammenspiel der einzelnen Funktionen empfindlich getroffen und gestört ist, eventuell auch nur in kleinen Gebieten des Gehirns.

Alle biologischen Untersuchungen zeigten deutlich, daß sich die Veränderungen der Untersuchungsergebnisse niemals bei allen untersuchten Patienten, sondern immer nur bei einem Teil nachweisen ließen. Damit erscheint es plausibel, sich von dem Konzept einer Krankheitseinheit Schizophrenie mit einheitlicher Symptomatik, typischen Verläufen und gemeinsamen Ursachen zu trennen.

Viel realistischer ist die alternative Annahme, daß es eine spezifische Reaktionsform „schizophrene Psychose“ gibt, die mehrere Ursachen haben kann, der vor allem aber eine genetisch determinierte Vulnerabilität zugrunde liegt. Die Suche nach „der Ursache“ der Krankheit wird daher niemals zum Ziele führen. Es ist durchaus möglich, daß ein Vielfaches der Zahl definitiv Schizophrener in der Bevölkerung Träger eines oder mehrerer zur Schizophrenie disponierenden Gene sind, ohne jemals tatsächlich krank zu werden. Bei diesen Personen könnten sehr wohl unterschiedliche Persönlichkeits- und Umweltbedingungen über den Ausbruch und die Art der Erkrankung mitbestimmen. Aber auch das sind nur Vermutungen, keine Beweise.

Die Fehlschläge in der Ursachenforschung sind für uns Psychiater keineswegs ausschließlich negativ zu beurteilen. Sie haben uns vielmehr zu einer anderen Betrachtungsweise der Schizophrenie geführt.

Behandlung der Schizophrenie

Viele Menschen glauben, daß die Schizophrenie nicht behandelt werden kann. Diese Annahme ist nicht richtig, denn bei der überwiegenden Mehrheit der Kranken können die Symptome zumindest teilweise unterdrückt werden. Allerdings läßt sich die Schizophrenie nicht „heilen", also nicht ursächlich behandeln. Aber damit unterscheidet sie sich nicht von den meisten organischen Erkrankungen, bei denen ebenfalls die Symptome behandelt werden, ohne die Wurzel des Übels anpacken zu können. Ein Beispiel, das in vieler Hinsicht gerne als Vergleich für die Schizophrenie herangezogen wird, ist die Zukkerkrankheit, der Diabetes. Beide, Schizophrenie und Diabetes, haben mehr als eine Ursache, verlaufen in Form von Remissionen und Schüben und lassen sich in vielen Fällen soweit behandeln, daß ein weitgehend „normales" Leben geführt werden kann.

Die Behandlung der Schizophrenie umfaßt nicht nur die Unterdrückung der akuten Symptome und gilt dann als beendet, sobald diese verschwunden sind. Vielmehr bedeutet der Entschluß des Kranken, einen Arzt aufzusuchen, meist eine medizinische Betreuung über viele Jahre oder Jahrzehnte.

Der Arzt wird einen schizophrenen Kranken dann zum ersten Mal sehen, wenn aktue Symptome vorherrschen oder dieser sonst in irgendeiner Weise „auffällig" geworden ist. Dabei müssen es nicht unbedingt „blühender" Wahn und ausgeprägte Denkstörungen sein, die den Kranken zum Arzt bringen. Auch wenn etwas „passiert" ist, wie Verlust des Arbeitsplatzes, ein Selbstmordversuch, oder wenn die Familie mit der Apathie und Lethargie des Angehörigen nicht mehr zurechtkommt, wird oft erstmals erwogen, einen Arzt zu konsultieren.

Dieser muß sich dann in kurzer Zeit darüber klar werden, ob der Kranke sofort in eine Klinik einzuweisen ist oder ob er ambulant behandelt werden kann. Es gehört sicherlich zu den schwierigsten Aufgaben des Psychiaters, sorgfältig alle Risiken in Betracht zu ziehen, die eine ambulante Behandlung gefährlich werden lassen. Vor allem die Möglichkeit der Selbst- oder Fremdgefährdung mit ihren fatalen Folgen muß in Erwägung gezogen werden und ist häufig der unmittelbare Anlaß für eine Einweisung in die Klinik. In dieser Entscheidung für oder gegen stationäre Behandlung bewegt sich der Arzt auf einem schmalen Grat. Man kann dem schizophrenen Patienten keine Versprechen abnehmen, dieses oder jenes zu tun oder zu lassen. Auch wenn er den Willen hat, das gegebene Wort zu halten, so kann er gelegentlich kaum gegen die inneren Stimmen oder Befehle ankämpfen.

Aber nicht nur die „Gefährlichkeit" eines Kranken führt zur stationären Behandlung. Manchmal ist es auch die Konstellation der äußeren Umstände. In vielen Fällen ist es von Vorteil, den Kranken nicht aus seinem sozialen Umfeld zu entfernen, solange dieses noch intakt ist. Da der Kontakt mit psychisch Kranken im täglichen Leben nicht frei von Komplikationen ist, kann es andererseits auch innerhalb der Familie zur Entlastung führen, wenn die Fürsorge für den Kranken zumindest für einige Wochen von anderen Personen übernommen wird. Daher ist eine vorübergehende Hospitalisierung des Kranken oft auch zum Schutz der Familie erforderlich.

Eine erfolgreiche Behandlung der Schizophrenie benötigt ein umfassendes Konzept, in dem neben der medikamentösen Behandlung auch Psychotherapie, Bewegungs-, Kunst- und Beschäftigungstherapie, sowie Arbeits- und Soziotherapie ihren Platz haben. Immer wieder gab es Versuche, die Schizophrenie ausschließlich mit der einen oder anderen Methode, also entweder Pharmako- oder Psychotherapie zu behandeln. Vor allem nach der Einführung der Neuroleptika war man in Deutschland sehr geneigt, diese als effektive Monotherapie zu betrachten. Heute verläßt man sich nicht mehr auf eine Maßnahme allein, sondern setzt je nach den jeweiligen Fähigkeiten und den Fortschritten der Patienten die eine oder andere Behandlung oder eine Kombination aller angebotenen Möglichkeiten ein.

Behandlung mit Medikamenten

Noch vor dem Zweiten Weltkrieg erstreckten sich unsere therapeutischen Möglichkeiten auf dem medikamentösen Sektor hauptsächlich auf Schlafmittel und andere Substanzen, die zur Beruhigung führen sollten. Auch alle bis dahin angewandten körperlichen Maßnahmen hatten das Ziel der Sedierung, und man nahm in Kauf, daß diese oft aufgrund bloßer Erschöpfung eintrat. Die Patienten wurden überwiegend „verwahrt", das heißt, in psychiatrischen Einrichtungen so lange aufgehoben, bis die akuten Symptome von selbst abklangen.

Ein neues Zeitalter in der Behandlung der Schizophrenie begann nach dem Zweiten Weltkrieg. Die beiden französischen Psychiater Delay und Deniker berichteten über die antipsychotische Wirkung der Substanz Chlorpromazin. Dieses Mittel war nicht unbekannt, es wurde damals bereits seit Jahren mit Erfolg in der Tiermedizin zur Bekämpfung von Wurminfektionen eingesetzt, und die Feststellung der beruhigenden und ausgleichenden Wirkung bei erregten Patienten war eher eine zufällige Beobachtung.

Damit wurde die Substanz Chlorpromazin zum Ausgangspunkt für die Entwicklung der heute als Neuroleptika bezeichneten, antipsychotisch wirksamen Medikamente. Sehr bald ließ sich im Tierversuch auch der Einfluß des Chlorpromazins auf Stoffwechselvorgänge des Gehirns, vor allem im dopaminergen System, darstellen. Ausgehend von der Hypothese, daß im Gehirn Schizophrener das biochemische Gleichgewicht gestört ist und dieses durch die Wirkungen der Neuroleptika wiederhergestellt werden kann, werden bis heute neue Medikamente entwickelt und erforscht. Durch Änderung der chemischen Struktur und Suche nach immer neuen Stoffen versucht man, die therapeutische Wirksamkeit zu verbessern, die Nebenwirkungen zu reduzieren und vor allem gezielter gegen die einzelnen vorherrschenden Symptome und Symptomkomplexe vorgehen zu können.

Die Anwendung von Medikamenten ist die wichtigste Form der Behandlung der Schizophrenie. Dadurch ist es möglich geworden, die Symptome der Schizophrenie zu reduzieren oder ganz zu unterdrücken; damit haben sich die Lebensumstände für die Patienten erheblich verändert.

In vielen Fällen wird so eine stationäre Behandlung der Kranken überflüssig, manche bleiben sogar weiter arbeitsfähig. Falls eine Aufnahme in die Klinik dennoch erforderlich ist, wird deren Dauer um vieles kürzer sein, als dies ohne medikamentöse Behandlung möglich wäre. Das läßt sich ganz eindeutig aus den Aufenthalten in psychiatrischen Anstalten ablesen. Noch vor dem Zweiten Weltkrieg betrug die mittlere Aufenthaltsdauer mehrere Jahre, heute, etwa 50 Jahre nach Einführung der Neuroleptika, beträgt sie im Durchschnitt einige Wochen.

Doch nicht nur die Dauer des stationären Aufenthaltes, auch die Atmosphäre in den Kliniken verbesserte sich erheblich. Es gibt unzählbare karikierende Darstellungen von psychiatrischen Anstalten, die ohne die unweigerliche Zwangsjacke und die Gummizelle undenkbar wären. Diese Maßnahmen, die außerordentlich in die Würde des Menschen eingreifen, sind dank der antipsychotisch wirksamen Substanzen fast entbehrlich geworden.

Trotz der offensichtlichen Vorteile, die durch eine Behandlung mit Neuroleptika für den Patienten zu erreichen sind, sind wir noch weit von der Perfektion entfernt. Neuroleptika wirken nicht „antischizophren", richten sich also nicht gegen die Ursachen der Schizophrenie und können sie nicht „heilen". Darüber hinaus haben sie eine Reihe von unerwünschten Nebenwirkungen.

Zur medikamentösen Behandlung der Schizophrenie stehen uns heute zahlreiche Substanzen aus den unterschiedlichsten chemischen Gruppen zur Verfügung. Die antipsychotische, aber auch die beruhigende, sedierende Wirkung ist bei den einzelnen Präparaten unterschiedlich ausgeprägt und kann so zumindest teilweise gezielt eingesetzt werden. Zum Beispiel werden bei sehr erregten Kranken eher sedierend wirkende Medikamente vor allem zu Beginn der Behandlung eingesetzt, um so eine rasche Lösung der inneren Anspannung zu erreichen.

Neuroleptika lindern oder unterdrücken vor allem produktive Symptome wie Wahn und Halluzinationen, Zustände der Erregung oder Aggressivität und manche Störungen des Denkens. Der Wegfall dieser oft sehr quälenden und ängstigenden Symptome bedeutet für die Kranken nicht nur eine enorme Entlastung. Damit wird es ihnen auch möglich, eine gewisse Distanz zu erreichen, sie sind weniger mit dem beschäftigt, was sie verstört und finden leichter Kontakt zur Umgebung und Mitmenschen.

Ein Problem der medikamentösen Behandlung stellen allerdings immer noch die negativen Symptome dar. Denn die Neuroleptika, die uns heute im klinischen Alltag zur Verfügung stehen, wirken nur wenig auf Affektverflachung und Apathie, sondern scheinen diese durch den sedierenden Effekt noch zu verstärken.

Nach dem Abklingen der akuten Symptome wird die Behandlung nicht abrupt abgesetzt, sondern die Dosis langsam auf das Niveau reduziert, mit der ein stabiles Gleichgewicht aufrechterhalten werden kann. Dabei gibt es keine generellen Richtlinien für eine „optimale minimale Dosis“, eine Tatsache, die oft Gegenstand von Irritationen ist. Viele Patienten, aber auch deren Angehörige, die Kontakt mit anderen Kranken haben, zeigen sich verwundert darüber, daß der eine „sehr viel“ und der andere „nur wenig“ einnehmen muß. Das liegt daran, daß bei vielen Patienten eine Besserung der Symptome bereits bei sehr geringen Dosen zu beobachten ist, andere benötigen die zehnfache Menge oder mehr. Der Grund für diese Unterschiede ist bis heute nicht bekannt.

Leider ist es auch dem erfahrenen Arzt nicht möglich vorherzusagen, auf welches Medikament der Kranke nun tatsächlich ansprechen wird. Manche Patienten reagieren auf ein in vielen Fällen wirksames Medikament überhaupt nicht, auf ein anderes jedoch in kurzer Zeit äußerst positiv. Insgesamt erfordert es Geduld, denn nur die beruhigende, nicht die antipsychotische Wirkung tritt innerhalb von Stunden nach der ersten Einnahme ein. Es kann bis zu zwei Wochen dauern, bis es zur deutlichen Besserung auch der psychotischen Symptome kommt. So wird es in ungünstigen Fällen gelegentlich notwendig, einige Male das Medikament zu wechseln oder auch zwei aus unterschiedlichen chemischen Stoffklassen zu kombinieren, ein Verfahren, das dann einige Wochen in Anspruch nimmt. Vor allem bei Angehörigen erweckt dies häufig den Verdacht und den Vorwurf, daß nur „ausprobiert" würde, anstatt gezielt zu behandeln.

Alle wirksamen Medikamente haben Nebenwirkungen, so auch die Neuroleptika. Da diese häufig auch für Laien offensichtlich sind, wird die öffentliche Meinung über diese Substanzen geprägt von dem Bild, das uns die Nebenwirkungen vermitteln. Doch dieser Eindruck ist sicherlich nicht richtig. Neuroleptika sind relativ ungefährlich, und es ist nahezu nicht möglich, mit ihnen einen Selbstmord zu begehen. Nur selten sind die unerwünschten Wirkungen so gravierend, daß das Medikament abgesetzt werden muß. Dennoch, die Nebenwirkungen der Neuroleptika sind zahlreich und können sich vielfältig äußern. Es handelt sich also keinesfalls um harmlose Medikamente, die unkontrolliert verordnet und eingenommen werden sollten.

Vor allem in der ersten Behandlungswoche treten nicht beabsichtigte motorische Reaktionen auf, die sofort durch ein Gegenmittel unterbrochen werden können. Nach längerer Einnahme kommt es zu allgemeiner Steifheit und verminderter Bewegungsfähigkeit, gelegentlich verschwommener Sprache und Zittern der Hände. Oft sind die Patienten unfähig, lange zu sitzen, haben trotz der allgemeinen Steifigkeit einen Bewegungsdrang in den Beinen. Auch für diese Nebenwirkungen gibt es Gegenmittel, allerdings sind sie nur bis zu einem gewissen Grad wirksam und können diese motorischen Störungen nicht völlig zum Verschwinden bringen, solange die Neuroleptika eingenommen werden. Bei einer Minderheit von Patienten tritt nach langfristiger Behandlung eine schwerwiegende Nebenwirkung auf, die wir als *Spätdyskinesie* bezeichnen. Diese Nebenwirkungen sind schwieriger zu behandeln als die übrigen motorischen Störungen und sind Gegenstand vieler Untersuchungen.

Sehr häufig wird in den Medien die Gefährlichkeit von Psychopharmaka beschrieben, insbesondere deren Fähigkeit, süchtig zu machen. Da die Behandlung mit Neuroleptika in der Regel eine Langzeitbehandlung darstellt, wird auch hier immer wieder die Frage gestellt, ob Neuroleptika süchtig oder abhängig machen können. Wäre die Behauptung, sie machen süchtig, berechtigt, so müßte die Dosis immer weiter gesteigert werden, beim abrupten Absetzen würden Symptome des Entzuges mit Schwitzen, Zittern, Herzklopfen und vermehrten Unruhezuständen auftreten. Zwar wirken Antipsychotika beruhigend, ein Effekt der oftmals gewünscht ist, doch zeigen sie im allgemeinen keinen euphorisierenden Effekt. Damit ist der Wunsch nach immer häufigerer Einnahme, um diesen Zustand konstant erhalten zu können, die psychische Abhängigkeit ausgeschlossen. Aber auch die körperliche Abhängigkeit, die es erforderlich macht, immer höhere Dosen zu konsumieren, scheint bei diesen Medikamenten nicht gegeben.

Trotz der hier beschriebenen Nebenwirkungen und der davon ausgehenden Gefahren sind Neuroleptika sowohl in der Akutbehandlung der Schizophrenie aber auch in der Prophylaxe der Erkrankung unverzichtbar geworden. Mittlerweile konnte in vielen Untersuchungen nachgewiesen werden, daß eine Langzeitbehandlung mit Neuroleptika die Anzahl der Rückfälle und damit die Notwendigkeit häufiger Aufenthalte in Kliniken erheblich reduziert. Ein großer Teil der Schizophrenen bleibt arbeitsfähig und sozial integriert, was ohne medikamentöse Behandlung nicht gelingen würde. Auch wenn die Therapie mit Neuroleptika von vielen kritisch bewertet wird, sollte nicht übersehen werden, daß auch die anderen Behandlungsformen der Schizophrenie, wie Psychotherapie und Soziotherapie, ohne Medikamente nicht möglich wären. Ohne die notwendige Distanz zu seinen akuten Symptomen kann der Patient keinen Kontakt zum Therapeuten aufbauen, ihm zuhören und die Bedeutung seiner Worte verstehen.

Psychotherapie

Der Begriff Psychotherapie ist zu einem Schlagwort geworden, das sofort bestimmte Bilder in uns weckt: Der Patient liegt auf der Couch, abgewendet vom Therapeuten, und ohne Blickkontakt zu diesem erzählt er von seinen Ängsten, Träumen und Wünschen. Der Therapeut sitzt scheinbar teilnahmslos daneben, macht sich Notizen, greift aber nur unwesentlich in das Erzählte ein.

Wenn der Laie „Psychotherapie" hört, denkt er meistens an die von Sigmund Freud ins Leben gerufene Psychoanalyse. Sie wird überwiegend zur Behandlung von Neurosen eingesetzt, psychisch bedingten Gesundheitsstörungen, deren Symptome als unmittelbare Folge eines krankmachenden seelischen Konfliktes zu sehen sind. Psychoanalytische Verfahren gehen davon aus, daß psychische Probleme nicht erst dann vorliegen, wenn die ersten Symptome auftreten, sondern in ihrer Entstehung weit in die Kindheit zurückgreifen. Daher richtet sich das Hauptinteresse auf die Exploration, das Ergründen dieser frühkindlichen Erfahrungen. Das Aufdecken der Persönlichkeitsstruktur durch das Herausarbeiten ungelöster und unbewußter Konflikte ist das Ziel der Psychoanalyse. Dabei müssen Bedeutungen von Handlungen, Träumen, Gedanken, Vorstellungen und Äußerungen, die dem Individuum nicht bewußt waren, aufgehellt werden. Ins Unbewußte verdrängte Erlebnisse und Konflikte werden wieder ins Bewußtsein gehoben und sind nun einer adäquaten seelischen Verarbeitung zugänglich. Psychoanalytisch orientierte Verfahren stellen große Ansprüche an den Willen der Patienten, die zahlreiche Opfer auf sich nehmen und auch wirklich Interesse an der Introspektion haben müssen.

Bereits Sigmund Freud stellte fest, daß schizophrene Patienten den Einflüssen einer Psychoanalyse nicht zugänglich sind. Schizophrene leben in einer nicht mehr einfühlbaren Welt, so daß es für den Therapeuten schwierig wird, den Kontakt zu ihnen aufzunehmen, der für die Introspektion notwendig wäre.

Schizophrene werden von inneren und äußeren Reizen überflutet und versuchen, etwas Ordnung in dieses Chaos zu bekommen. Wenn in einer solchen Phase der Patient nach seinen unbewußten Motivationen oder nach frühkindlichen Erfahrungen befragt wird, wird ihn das eher verwirren, als ihm etwa den Grund für seine Handlungsweisen, Gedanken und Reaktionen darlegen.

Manche Psychotherapeuten sind der Überzeugung, daß die Dimension des Schizophrenen durchaus einfühlbar ist, daß er also auch einer analytischen Psychotherapie zugänglich ist. Und in Einzelfällen wurden auch Erfolge damit erzielt, doch wenn man die Gesamtheit der Patienten betrachtet, fallen diese kaum ins Gewicht. Sie erfordern ein so intensives und langjähriges Bemühen um den Patienten, daß es nur einem kleinen Kreis von ihnen möglich ist, daran teilzunehmen. Trotz dieser gelegentlichen Erfolge besteht daher heute im allgemeinen Einigkeit darüber, daß eine klassische psychoanalytische Therapie für den Schizophrenen wenig geeignet ist und in vielen Fällen sogar mehr Schaden als Nutzen anrichten kann.

Doch Psychotherapie umfaßt nicht nur die klassische Psychoanalyse, sondern bedeutet die Behandlung eines Kranken durch die unmittelbare Einwirkung auf seine Psyche. Dazu stehen uns verschiedene Möglichkeiten zur Verfügung, wie zum Beispiel Verhaltenstherapie oder das „Psychodrama", in dem Situationen des Alltags schauspielerisch dargestellt und analysiert werden. Es geht bei Schizophrenen nicht nur um das Herausarbeiten verdrängter Prozesse, sondern vor allem um reine Hilfestellung in der Bewältigung von Problemen, was wir als „supportive" Psychotherapie bezeichnen.

Die für den Schizophrenen angepaßte Psychotherapie unterscheidet sich daher in vieler Hinsicht von der klassischen Psychoanalyse, obwohl sie von dieser abgeleitet ist. Der Behandlungsplan wird nicht nach einem festen Schema durchgeführt, sondern richtet sich mehr nach den Bedürfnissen des Patienten. Anders als in der Psychoanalyse interveniert der Therapeut häufig und vermittelt das Gefühl der Anteilnahme und der aktiven Teilnahme. Vor allem zu Beginn muß der Therapeut versuchen, eine persönliche Beziehung zum Kranken herzustellen, und ihm das Gefühl vermitteln, daß er für ihn da ist. Das ist besonders bei Schizophrenen ein schwieriges Unterfangen, das häufig fehlschlägt, denn sie sind mißtrauisch und betrachten jede Frage gerne als „Einmischung“ in ihr Privatleben.

Es gibt verschiedene Wege, eine abgelaufene Psychose zu bewältigen. Manche Kranke akzeptieren und verarbeiten die überstandene akute Psychose. Für andere sind Isolierung, Abspaltung und Verleugnung *ihre* Mechanismen zur Bewältigung der Krankheit. Die Angst vor der eigenen Gefühlswelt, das Nebeneinander von Scham und Schuld, Ohnmacht und Omnipotenz läßt den Kranken sich aus den zwischenmenschlichen Kontakten zurückziehen. Ein wesentlicher Ansatzpunkt der Psychotherapie schizophrener Psychosen ist, mit den Kranken zu erarbeiten, wie sie ihre Störung erleben, welche Konflikte sowohl mit sich selbst als auch im Umgang mit der Umgebung entstehen und welche Möglichkeiten es gibt, diese zu bewältigen.

Das Wiederanknüpfen emotionaler Bindungen an die Umwelt und der Versuch, Kompromisse zu bilden zwischen der aktuellen Situation, den gegebenen, beschränkten Möglichkeiten und den Zukunftsplänen sind die Ziele einer Psychotherapie. Dabei ist nur zu verständlich, daß akut psychotische Patienten nicht in der Lage sind, sich mit diesen Konflikten auseinanderzusetzen. Erst nach dem Abklingen dieser Symptome und immer noch unter dem medikamentösen Schutz wird die psychotherapeutische Arbeit aufgenommen.

Psychotherapeutische Verfahren sind außerordentlich zeitaufwendig, kostspielig und lassen sich so meist nur mit wenigen Kranken durchführen. Daher gewann neben der Einzeltherapie die Gruppentherapie rasch an Popularität. Die Patienten werden in einer Gruppe behandelt, die jedoch nicht ausschließlich aus Schizophrenen besteht. Gerade durch das Einbeziehen von Kranken mit verschiedenen Diagnosen lassen sich oft günstige Effekte erreichen. Die unterschiedlichen Charakteristika der einzelnen Erkrankungen können positiv aufeinander einwirken und lange eingeschliffene Verhaltensformen aufbrechen. So regen Patienten, die mitteilungsbereit und gesprächig sind, nicht nur die Diskussion innerhalb der Gruppe an, sondern können auch mithelfen, autistische Schizophrene aus ihrer Introversion herauszubringen. Damit kann gerade bei Schizophrenen die Entwicklung einer Beziehung zu den verschiedenen Gruppenmitgliedern gefördert werden, was in Einzelbehandlungen nicht möglich wäre. Der Patient wird zum Gespräch angeregt und hat Gelegenheit, den Kontakt mit den Mitmenschen wieder zu „üben", die Wirkung seiner Verhaltensformen auf andere zu erproben.

Psychotherapeutische Arbeit wird nicht nur von speziell ausgebildeten Personen geleistet. Jeder Arzt ist auch psychotherapeutisch tätig, denn er muß erst ein Vertrauensverhältnis zum Kranken schaffen, um ihn von den notwendigen diagnostischen und therapeutischen Maßnahmen zu überzeugen. Von diesem Vertrauensverhältnis strahlen Trost, Beruhigung und Zuversicht aus. So ist jeder gute Arzt auch ein guter Psychotherapeut, denn er wird dem Patienten, egal mit welcher Krankheit, das Gefühl vermitteln, daß er in kompetenten Händen ist. Gerade bei Schizophrenen können das Gefühl von Freundschaft, Ermunterung, praktische Ratschläge und Unterstützung im Hinblick auf ein aktiveres soziales Leben zur erheblichen Verbesserung der Lebensqualität des Kranken führen.

Obwohl es ausreichend Hinweise dafür gibt, daß Psychotherapie, wenn sie in Kombination mit der medikamentösen Therapie durchgeführt wird, für viele Patienten erhebliche Vorteile bringen kann, ist sie heute immer noch umstritten. Nicht zuletzt die Vielfalt der möglichen Verfahren, auch die widersprüchlichen Ergebnisse sind die Quelle der Verunsicherung. Zu den größten Schwierigkeiten gehört sicherlich, daß der Kranke den für ihn individuell optimalen Therapeuten findet, ein Problem, das auch von vielen Therapeuten erkannt wird.

Soziotherapie

Bei vielen Krankheiten, vor allem aber bei der Schizophrenie sind soziale Probleme von eminenter Bedeutung, da sie einerseits aus der Krankheit resultieren, andererseits auch deren Verlauf beeinflussen und die Lebensqualität der Kranken erheblich mindern. Die psychiatrische Soziotherapie bemüht sich darum, die Kranken wieder an die Anforderungen des täglichen Lebens und des Zusammenlebens zu gewöhnen.

Wenn ein Patient nach dem Abklingen der Symptome aus der Klinik entlassen werden soll, stellt sich oft die Frage: *wohin* soll er entlassen werden? Viele Patienten können nicht in ihre Familie zurückkehren und müssen besonders umsichtig auf die Entlassung vorbereitet werden. Nach längerer Krankheitsdauer müssen auch lebenspraktische Fähigkeiten wieder gelernt werden. Das beginnt mit so banalen Dingen wie Einkaufen, Aufräumen und erstreckt sich schließlich darauf, das Leben wieder selbständig zu führen, eine Arbeitsstelle zu suchen und für den Lebensunterhalt wieder aufzukommen. All diese Dinge, die für Gesunde selbstverständlich sind, erfordern ein gewisses Maß an Eigeninitiative, die in den meisten Fällen erst wieder gelernt, gefördert werden muß.

Die Aktivierung der Kranken beginnt bereits während des stationären Aufenthaltes. Die Beschäftigungs- und Arbeitstherapie gehören zu den therapeutischen Maßnahmen aller psychiatrischen Einrichtungen, ebenso wie sportliche Aktivitäten. Die Patienten sollen die Möglichkeit haben, ihre Fähigkeiten zu überprüfen, ihre Fertigkeiten zu steigern. Sobald die akuten Symptome abgeklungen sind, werden die Patienten ermuntert und motiviert, an diesen Aktivitäten teilzunehmen. In vielen Fällen wird auch versucht, unter sogenannten „halbstationären" Bedingungen, in denen der Kranke über Nacht noch in der Klinik bleibt, einen Arbeitsversuch zu beginnen. Anfangs nur stundenweise, später immer länger soll er langsam an die Belastung eines Arbeitstages herangeführt werden.

Eine außerordentlich schwierige Phase für den Kranken beginnt dann, wenn er aus einer psychiatrischen Klinik entlassen wird. Abgesehen von den noch bestehenden Einschränkungen durch die Erkrankung treten zusätzliche psychische Belastungen auf, etwa gezielte, kränkende Bemerkungen oder der Verlust des Arbeitsplatzes. Oft führen diese hoffnungslosen sozialen Situationen rasch wieder zu einer erneuten stationären Aufnahme. Um dies zu vermeiden, müssen rehabilitative Maßnahmen schon sehr früh begonnen werden.

Aber auch die Wiedereingliederung in die häusliche und soziale Umwelt muß vorbereitet werden. Die Gefahr von Rückfällen ist sehr groß, wenn die familiäre Situation spannungsgeladen ist und der Kranke auf Ablehnung stößt. In solch ungünstigen Fällen empfiehlt sich ein schrittweises Vorgehen: vorübergehende Aufenthalte in therapeutischen Wohnheimen oder Wohngemeinschaften, in denen noch eine gewisse Versorgung und vor allem regelmäßige Betreuung angeboten werden. Durch diese Stabilisierung läßt sich die Rückkehr in die Familie wesentlich erleichtern.

Zusammenfassung

Insbesondere bei der Behandlung der Schizophrenie wird die Psychiatrie bedrängt von den Fragen nach dem Selbstbestimmungsrecht und der Würde des Patienten, nach der Autorität des Therapeuten. Zwangshospitalisierung und Zwangsbehandlung sind extreme, aber bezeichnende Beispiele für die Tragweite der ethischen Probleme dieses Fachgebietes und lösen häufig kontroverse Diskussionen aus. Aber auch weniger spektakuläre Maßnahmen wie die Verwendung von Neuroleptika, die als Basis einer erfolgreichen Behandlung unbestritten ist, wird von vielen als „Ruhigstellen mit der chemischen Keule“ bezeichnet.

Kritiker der medikamentösen Behandlung weisen zudem gerne darauf hin, daß damit lediglich die Symptome gebessert werden, nicht jedoch die Persönlichkeit und die Charakterstruktur des Patienten, daß das Rückfallrisiko zwar vermindert, aber nicht aufgehoben wird. Diese Kritik ist zwar im Grunde richtig, doch man sollte die Bedeutung der akuten Symptome ebensowenig bagatellisieren wie bei rein körperlichen Erkrankungen. Wahn und Halluzinationen, Erregung und Denkstörungen beeinträchtigen den Patienten erheblich. Wenn diese Symptome deutlich reduziert sind oder wegfallen, dann kann er sein Leben wieder konstruktiver gestalten. Alle supportiven Maßnahmen wie Psychotherapie und Soziotherapie haben den Einsatz von Neuroleptika nicht überflüssig gemacht, vielmehr werden diese dadurch erst erleichtert oder ermöglicht.

Immer wieder gibt es Ansätze hin zu einer „sanfteren Psychiatrie". Es handelt sich meist um Modellversuche; in kleinen Einheiten von einigen Patienten und mit großem personellen Aufwand wird versucht, die Kranken aus der Psychose heraus und wieder in das alltägliche Leben zurückzuführen. Aufgrund der besonders intensiven Betreuung gelingt es in manchen Fällen, die Dosis der Medikamente weiter zu reduzieren, als dies sonst in der Akutpsychiatrie in großen Kliniken möglich ist. Doch dies ist, ebenso wie die Forderung der Antipsychiatrie, alle Anstalten aufzulösen, kein realistischer Weg zur Behandlung aller Kranken. Zusätzlich zur Akutbehandlung in psychiatrischen Kliniken wurden in den letzten Jahren immer mehr Wohnheime, Wohngruppen und sogenannte „beschützende Werkstätten" geschaffen, die eine Wiedereingliederung der Kranken in die Gesellschaft ermöglichen und erlauben. Doch auch diese Maßnahmen werden von der Bevölkerung oft mit Mißtrauen bedacht und meist nur wenig unterstützt. Erst wenn es uns gelingt, das Bewußtsein der Bevölkerung für die Probleme psychisch Kranker zu schärfen und deren Solidarität mit psychisch Kranken zu erringen, sind wir auf dem Weg zu einer „menschlichen Psychiatrie".

Quellen und weiterführende Literatur

Bleuler E., Dementia Praecox oder Gruppe der Schizophrenien. Franz Deuticke, Leipzig & Wien; 1911

Bleuler E., Lehrbuch der Schizophrenie, bearbeitet von Manfred Bleuler. Springer Verlag, Berlin/Heidelberg/New York/Tokyo; 1979

Conrad K., Die beginnende Schizophrenie. 6. Auflage. Georg Thieme Verlag, Stuttgart; 1992

Gottesman I. I., Schizophrenia Geneis: The Origin of Madness. W. H. Freeman & Company, New York; 1991

Häfner H., Ist Schizophrenie eine Krankheit? Epidemiologische Daten und spekulative Folgerungen. Nervenarzt 60: 191–199; 1989

Häfner H., et al., Warum erkranken Frauen später an Schizophrenie? Erhöhung der Vulnerabilitätsschwelle durch Östrogen. Nervenheilkunde 10: 154–163; 1991

Häfner H., Psychiatrie: Ein Lesebuch für Fortgeschrittene. Gustav Fischer, Stuttgart/Jena; 1991

Huber G., Psychiatrie. Systematischer Lehrtext für Studierende und Ärzte. 4. Auflage. Schattauer Verlag, Stuttgart/New York; 1987

Kavanagh D. J. (Hrsg.), Schizophrenia. An overview and practical handbook. Chapman & Hall, London/Melbourne; 1992

Kety S., et al., Genetics of Neurological and Psychiatric Disorders. Raven Press, New York 1983

Kraepelin E., Psychiatrie: Ein Lehrbuch für Studierende und Ärzte. Verlag von Johannes Ambrosius Barth, Leipzig; 1903

Leonhard K., Aufteilung der endogenen Psychosen. 5. Auflage. Akademie Verlag, Berlin; 1980

Nedopil N., Gewaltdelinquenz aus forensisch-psychiatrischer Sicht. Münchner Medizinische Wochenschrift 134: 171–175; 1992

Propping P., Psychiatrische Genetik. Befunde und Konzepte. Springer-Verlag, Berlin/Heidelberg; 1989

Schneider K., Die abnormen seelischen Reaktionen. Franz Deuticke, Leipzig & Wien; 1972

Steinberg R. (Hrsg.), Schizophrenie. Tilia Verlag, München; 1992

Tölle R., Psychiatrie. Ein Lehrbuch. 6. Auflage, Springer Verlag, Berlin/Heidelberg/New York/Tokyo; 1982

Torrey E. F., Surviving Schizophrenia: A Family Manual. Harper & Row Publishers, New York; 1988